自律神経が
整えば、
仕事も
人　　　も
うまくいく

順天堂大学医学部教授
小林弘幸

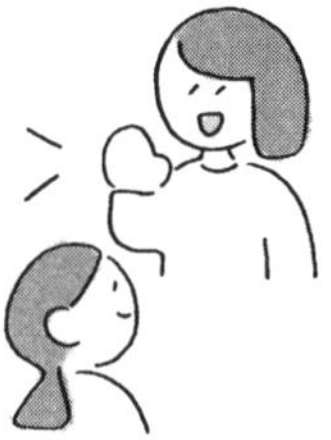

簡単な習慣で、
仕事と人間関係が
うまくいく

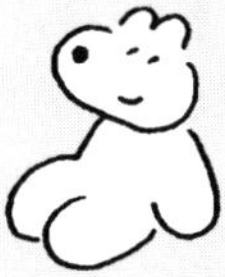

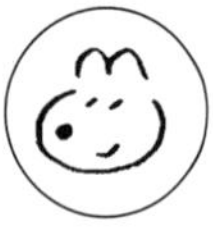

うまくいく習慣①

流れが悪いときは
何よりもまず
「流れが悪い」と口にする！

仕事をしていると「流れが悪いとき」は誰にでもあります。

そんなとき、多くの人は「ああ、なんかうまくいかない」「イライラする」と思いながら、そのままがんばって仕事を続けてしまいます。

しかし、そこで必要なのは「がんばること」でも「粘ること」でも「解決策を考えること」でもありません。

「今、流れが悪いんだな」と気づき、認識すること。なんとなく感じているだけではダメで、はっきり認識することが大切です。

そこで単純ですがオススメなのは「今は流れが悪いな」と口にすること。

すべての作業の手を止めて、はっきりと意識しながら「今は流れが悪い」と口に出して言います。

チームで仕事をしているときもアプローチは同じです。

みんなで「どうしようか」と考える前に、まずはリーダーが「今は流れが悪いよね」と口にして、みんなで意識を共有します。個人も、チームも「悪い流れ」を認識し、意識したところから自律神経は整い始めます。

うまくいく習慣②

「嫌なメール」が届いたら、とにかく一度立ち上がり、その場を離れる

「流れが悪いとき」「ストレスを感じたとき」には「間を置くこと」と「そこから離れること」が大切です。

自律神経は常に動き続けているので一度悪い流れになると、そのまま継続しやすい性質があります。

だからこそ、リセットする意識が大切。

どんな人にも、仕事をしていてストレスを感じるピンポイントの瞬間があるでしょう。**「面倒なメールが届いた」「ビジネスチャットで嫌なリアクションが返ってきた」「上司や同僚に何か言われた」**などの瞬間です。

そんなとき、ごく当たり前の反応として「嫌だな」「面倒だな」「どうしよう」と考えてしまいます。

結局、その流れでメールの返信をしたり、対応策を考え始めるケースがほとんどです。

しかし、こんなときに**まずやるべきは「立ち上がる」**です。

立ち上がれば、その瞬間から血流がよくなり、立ち上がっただけで強制的に一呼吸置くことができます。ストレス要因が降り掛かったときは、何も考えず、とにかく立ち上がる。それだけを意識してください。

そして、できればその場を離れる。

階段の上り下りでもいいですし、トイレに行くのでも構いません。外へ行って1分でも、3分でも歩くことができれば最高です。

ストレスを感じたとき、自律神経は確実に乱れています。要するに、流れが悪くなっています。そのときに一番よくないのが「続けること」。

私たちの領域で言えば、手術をしているときも「あれ、なんかおかしいな」「ちょっと、よくないな」と感じることがあります。

そんな瞬間は必ず手を止めて一呼吸置きます。そこで一度考えて、問題を整理できれば再開しますが、そうでないときにはあらためて画像を見たり、カルテを確認するなど「流れを変える」手順を踏みます。

そんなふうに間を置いて、その場から離れると、一旦冷静になれますし、自律神経も整い、いい流れで再開することができます。

毎日の大部分を占める仕事、
悩みの9割を占める人間関係。
自律神経が整えば、
どちらもうまくいきます。

誰でも簡単にできて、
効果絶大な毎日の習慣や行動術は、
巻末特典（本書213ページ）に続きます。
各章でも、たっぷりとご紹介します！

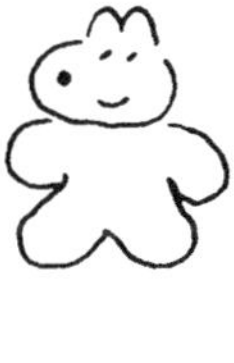

はじめに

自律神経が整えば、仕事も人間関係もうまくいく。
それは間違いありません。
しかし「うまくいく」とは、いったいどういう状態でしょうか。
私は自律神経の専門家として次の2つが大切だと考えています。

①（ダメージを与える）ストレスがない状態になっている。
②結果がついてくる。

あなたが仕事をしているなかで、ストレスが多く、身も心もいっぱいいっぱいになっているとしたら、どんなに成果が出て、周りに評価されていても「うまくいっている」とは言えません。

一方で、どんなにストレスがない状況でも「まるで結果が出ていない」「成果につながっていない」のであれば、やはりこれも「うまくいっている」とは言えないでしょう。

人間関係においても同じ。

仕事やプライベートで嫌な人とつきあわなければならない場面は多かれ少なかれあります。そんなとき、つきあうことを完全にやめてしまえばストレスはなくなります。ときにそんな選択も必要でしょう。

しかし、それでは仕事にならなかったり、生活が成り立たなかったりすることもある。なかなか難しいところです。

ここで着目して欲しいのが自律神経です。

世の中にあるストレス要因をすべてなくすことは不可能。ストレス要因から逃げてばかりいても、あなたの仕事や生活は成り立ちません。

といって、ストレスをすべて受け入れ、我慢ばかりしていたら、それこそ体が持ちません。

そんなとき、自律神経を整える意識を持ち、その方法を知っているとストレス要因との向き合い方が変わります。

つまり、ストレスによって「過剰なダメージを受けない」ようになってくるのです。ここが大事なポイントです。

「ストレス＝悪いもの」は本当か？

「ストレス」という言葉に、あなたはどんなイメージを抱いていますか？

できれば受けたくないもの。精神的に苦痛なもの。
受け続けると、心身ともに病気になってしまうもの。

そんなネガティブなイメージを持っている人も多いでしょう。一般的に「ストレス＝悪いもの」は定説です。

しかし医師の立場からみると、ストレスは必ずしも悪いものではありません。

もし、あなたの生活からストレスがまったくなくなってしまったら、体はどんどん弱くなり、肉体的にも、精神的にも成長できなくなります。

ストレスとは人に苦痛を与える反面、私たちの心や体を強くしてくれるものでもあるのです。

以前、アメリカでストレスに関する興味深い調査結果が発表されました。

全米で成人3万人を8年間調査したところ「ストレスを感じている人のほうが死亡する確率は高くなるが、それは『ストレスは体に悪い』と信じている人にだけ表れる傾向で、『ストレスは体に悪くない』と信じている人にはその傾向は表れなかった」というのです。

驚きの調査結果ではないでしょうか。

「ストレスが体に悪い」のではなく「ストレスは体に悪いと思い込むこと」が体に悪いと証明されたのです。

もし、あなたが今この瞬間から「ストレスは体に悪いものではない」と認識を改めることができれば、「あなたとストレスの関係」は変わります。

人の体とは本当に不思議なものです。

外部刺激はすべてストレスである！

では、そもそもストレスとは何か。

そう質問されたら、私は「外部刺激はすべてストレス」と答えます。

「職場環境が悪い」「嫌な上司がいる」など世間的によく言われるストレスも当然ありますが、「風を受ける」「太陽光を浴びる」なども視点を変えればすべてストレス。適度な風が吹いていれば「心地よい」と感じますし、冬の日にポカポカと暖かい太陽光が差し込めば気持ちがいいでしょう。
この状態を「ストレスだ！」と文句を言う人はいません。
しかし、心地よい風もどんどん強くなり、台風並みの強風になれば不快に感じますし、夏の日に灼熱の太陽光を浴び続けるのは紛れもなくストレスです。
その境界線はいったいどこにあるのでしょう。

結論から言うと、明確な境界線などありません。あなたの受け止め方次第だからです。

外部から受ける刺激はすべてストレスですが、そのなかには「心地よいもの」「体にいいもの」もあれば、「不快なもの」「気分を害するもの」もある。

すべて、あなたが自由に勝手に決めているものです。

「あなたの受け止め方」によって体はプラスにも、マイナスにも反応します。

自律神経とストレスの関係

もともと生物の体には「恒常性（ホメオスタシス）」の機能が備わっていて、外部刺激（ストレス）を受けた際に「正常な状態に戻そう」とする自動的な働きがあります。

その働きを主に担っているのが自律神経。

たとえば、夏に太陽光を浴び続けたり、運動をしたりすると汗をかきます。これは「上がり過ぎた体温を正常に戻そう」と恒常性が働いているためです。

人は自分の意思で汗をかくことはできませんが、体温が上がり過ぎると、体が自動的、自律的に汗を出し、体温を下げようとします。

これがまさに「自律神経」の役割。ストレスと自律神経は密接に関係しています。

さらにおもしろいことに、体には優れた学習機能が備わっていて、外部刺激を一度受けると、次に似たような刺激、ストレスを受けた場合にはもっと適切かつスピーディに対応できるようになっていきます。

暑い地域に住んでいる人は気温が40度を超えても平気で暮らしていますが、もし私たちがそんな地域を訪れたら、熱中症にかかったり、脱水症状を発症するかもしれません。

外部刺激（ストレス）に対応する体ができていないからです。

逆に言えば、**人の体は外部刺激、ストレスをたくさん受けることによって、どんどん強くなっていきます。**

ストレスをメンタルで処理しようとしない！

本書で私は、ストレスを一方的に悪者にするのではなく「正のストレス」と「負のストレス」に区別することを提唱したいと考えています。

あなたの体を強くする「正のストレス」
あなたにダメージを与える「負のストレス」

しかしすでに述べたように、ストレス要因そのものに「正」も「負」もありません。すべては受け取り方次第。

こんな話になってくると、世の中では「何でもポジティブに受け止めるのが大事」とポジティブシンキングの発想に飛びついてしまうのですが、私は医師なので、そう単純には考えません。

大前提として「正のストレス」と「負のストレス」を分けているのは体の反応です。

ストレス要因に出合ったとき、あなたの体がプラスの反応を示せば、それは「正のストレス」ですし、マイナスの反応を示せば「負のストレス」です。

「ストレスをポジティブに受け止めよう」なんてメンタルにアプローチするのではなく、**「体がどう反応しているか」とフィジカルにアプローチ**します。

ストレスを受けたとき、あなたの体はどんな反応をしているのでしょうか。

たとえば、上司に怒られたとき、あなたは落ち込んだり、腹が立ったり、緊張したりするでしょう。

その際、**メンタルではなく、徹底して体の反応に着目**します。

体のなかでは交感神経が高まり、副交感神経が低くなっています。

すると血管が収縮し、血流がドロドロになり、脳に十分なブドウ糖や酸素が運ばれなくなります。その結果、感情の抑制がうまくできなくなったり、冷静に思考することができなくなったりします。

あるいは、交感神経が跳ね上がり、副交感神経が低下することにより、胃腸の活動が悪くなり、胃が痛くなったり、肌が荒れたりすることもあります。

これだけマイナス反応が起こっていれば、これは紛れもなくあなたにとって「負のストレス」となるわけです。

「体の状態」を整えなければ、ポジティブに考えられるわけがない

さて、ポイントはここからです。

ここで起こっている問題を、ポジティブシンキングなどメンタルで何とかしようとすると「上司は自分のために怒ってくれているんだから、前向きにとらえよう」「この失敗のおかげで、自分は成長できるんだと考えよう」となるかもしれません。

じつに前向きな発想です。考え方自体は私も否定はしません。その発想で、本当に前向きになれる人はまったく問題ないからです。

しかし医師の立場から言うならば、**「思考やメンタルをどうこう言う前に、体の状態を整えなければ、ポジティブになれるわけがない」**のも事実。

そもそもポジティブに考えるには、冷静で、論理的な思考をする準備が整っていなければなりません。自律神経のバランスが整い、血流がよく、脳に十分な酸素とブドウ糖が運ばれている状態です。

逆に言えば、体がその状態になっていたら、物事を前向きに捉え、自分の成長につなげやすくなります。

だからこそ、私はストレスをメンタルで処理しようとせず、何よりもまずフィジカルにアプローチすることを提唱しているのです。

「上司に怒られた」というストレス要因に出合ったのなら、最初に

やるべきは体の状態を整えること。具体的には自律神経を整えることです。

そうやって自律神経を整えることができれば、仕事も、人間関係もうまくいくようになっていきます。

ストレスをメンタルで処理するのではなく、フィジカルにアプローチする方法を知りたいとは思いませんか。

本書では、そんな具体的な自律神経の整え方をたくさんご紹介していきます。

目次

簡単な習慣で、仕事と人間関係がうまくいく …… 003

はじめに …… 010

第一章　ストレスの9割は人間関係

みんなストレスの正体が「見えて」いない …… 032
交感神経と副交感神経の役割 …… 034
ストレスが交感神経と副交感神経のバランスを崩す …… 037
ストレスを「見える化」するだけで自律神経は整い始める …… 038
乗り越えた「成功体験」が体を強くする …… 042
ストレスの9割は人間関係 …… 043

キーワードは「エンカレッジ（勇気づけ）」……047
今のストレス度を数値化してみよう……049
【ストレスのサイン1】 ネットニュースをだらだらと見続けてしまう……052
【ストレスのサイン2】 おしゃべりが速くなっていたら要注意！……056
【ストレスのサイン3】 パソコンのタイプミスが増える……058
体の構造的に夜勤は自律神経が乱れやすい……062
先の「予定」が気になって仕方がない人……063
「プレッシャーのかかる予定」が経験値を高めてくれる……065
「everyday my last」という思いで生きる……067
「休み過ぎ」がストレスになる人……070
イライラした瞬間に体はダメージを受ける……072
自覚さえあれば対応する方法はいくらでもある……075

第二章　体に「いいストレス」と「悪いストレス」の違い

「正のストレス」と「負のストレス」……080

副交感神経がダウンすると危険 …… 081
「負のストレス」が血液の質を悪くする …… 084
「負のストレス」には第2段階がある …… 086
トータルパワーを高めれば「気持ちの落ち込み」は減らせる …… 091
ストレスを与えることで細胞は強くなる！ …… 094
体の反応を見極める意識が「負」を「正」に変える …… 097
チェックポイントは「朝、気持ちよく起きられるか」 …… 098
日々の雑用こそ糧なるもの …… 102
「会いたくない人」とも積極的に会う …… 104
「慣れない仕事」こそ正のストレスとして受け止める …… 107
仕事が退屈なら脳に「正しいストレス」をかける …… 108

第三章　マイナスをプラスに変える「習慣と具体策」

キーワードは「動く」「流れを変える」「決める」 …… 114
「負の連鎖」からはなかなか抜け出せない …… 116

人間は「流れに乗る」のは得意だが「流れを変える」のは極端に苦手 …… 118
行動が「決まっている」ことが大事 …… 120
トータルパワーが落ちているときにやるべき、たった3つのこと …… 122
あえて朝食は牛丼屋へ …… 125
夕食を軽くすると睡眠の質が上がる …… 127
エレベーターをやめるだけで自律神経は整う …… 131
「ティータイム」には医学的にも価値がある！ …… 134
調子が悪いときには「1カ所」だけ片づける …… 137
「自分の心と体の状態」と「片づけ度合い」は反比例するのが正しい …… 139
調子が悪いときほど人と会う予定を入れて「流れを変える」 …… 141
あなどれない「パワースポットに行く」という行動 …… 144
雨の日は「設定時間」を短くする …… 148
「仕事内容」で区切らず「時間」で区切る …… 151
飲み会ではとにかく「沈黙」 …… 153
「今日のストレス」を一人でブツブツ吐き出してしまう …… 156

第四章 トータルパワーを高めれば人生に「いい循環」が生まれる

自律神経を整えるだけで病気が逃げていく……162
自律神経次第で免疫力もアップする……164
優れたリーダーの条件はズバリ「トータルパワーが高いこと」……166
自律神経の「伝染力」で仕事の効率がどんどんアップ……169
「老けない若々しい体」も手に入る……173
男性は30代、女性は40代からトータルパワーに差がつく……177

第五章 しない決断、捨てる勇気

あなたは何を選択し、何を捨てているのか？……182
ストレスを選んでいるのは「あなた自身」……187
極力ダメージを受けない工夫をする……190
「デメリットを書き出す」ことで捨てるものが明確になる！……192

多くの人が「どうでもいい相手」からダメージを受けている……196
売られたケンカは放っておく……199
「人に好かれたい」を手放す……201
「自分を大きく見せよう」としない……204
年賀状で「1年分のミス」を公開する！……208
だから、ストレスの9割は健康にいい……210

巻末特典　「仕事」と「人間関係」に効く、いますぐできる毎日の行動術

初対面の人と会う日はゆっくり歯磨きをする……214
月に一度、神社に行く……216
「面倒なことが起こった！」そんなときはゆっくり、ていねいに手を洗う……218
「雑にならないペン」をつくる……222
「見ざる・言わざる・聞かざる」人間関係の極意は『日光の三猿』……224
人生を変えたいときは、部屋に花瓶をひとつ置く……228
「思い出の写真」は捨てる……230

在宅ワークの人は「一時間カフェで仕事」を実践する！…… 232
「SNSの目的」を書いておくと「SNS疲れ」は防げる …… 234
親しい人とのつきあいほど「あなた＝私じゃない」を意識する …… 236
エンディングノートは書かない！ …… 238
会合に参加するかどうかは「自分が楽しんでいる側に入っているか」で決める …… 240
パンは「バルサミコ酢とオリーブオイル」で食べる！ …… 244
夜の一時間「孤独の時間」をつくる …… 246
他人の評価で生きない！ …… 248
組織のなかで「足を引っ張られてる」と感じたときほど鈍く生きる！ …… 250
「次の3年」のテーマを決める …… 252

イラスト　鈴木衣津子
装丁　杉山健太郎
編集協力　イイダテツヤ

第一章

ストレスの9割は人間関係

みんなストレスの正体が「見えて」いない

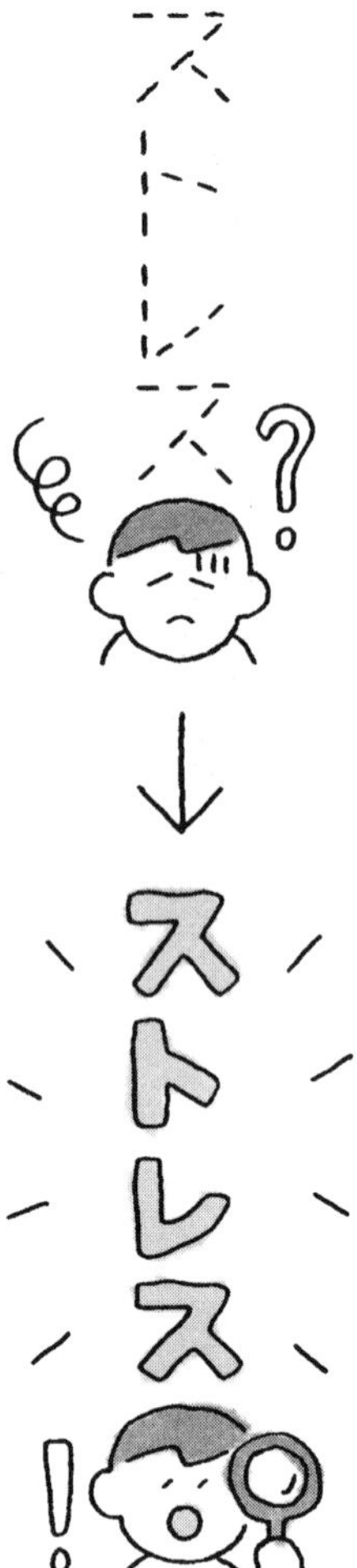

ズバリ、あなたの一番のストレス要因は何ですか？

そう尋ねられて「これが私のストレス要因です」と明言できる人はほとんどいません。たいていの人が「最近、ストレスが溜まっていて……」となんとなく感じているものの、自分が何にダメージを受けているのか、はっきり認識していません。

ストレスとどのように向き合うかを考えていくには、まず**「自分にダメージを与えているストレスの正体」**に注目すべきです。

言わば、ストレスの「見える化」。

そして、**ストレスの見える化には自律神経の働きを知るのが第一**です。

手、足、口などは自分の意思で自由に動かすことができますが、胃や腸、そのほかの内臓、血管などは自分の意思で動かすことはできません。

こうした**自分で動かすことができない部分を司っているのが自律神経。**

たとえば、体内に食物が入ってくれば内臓の働きは自動的に活発になり、食物を消化、分解し、栄養素を吸収します。もっと根本的なところでは、私たちが生きている限り、心臓は止まることなく動き続け、体中に血液を送り届けています。

このように生命を維持するために体のなかで自動的に働き続けているのが自律神経。また、外部からの刺激や環境の変化に対して、体の恒常性を維持することも大切な役目のひとつです。血液の循環、呼吸、消化吸収、排泄、免疫、代謝などさまざまな働きを司り、管理・維持しています。

交感神経と副交感神経の役割

自律神経は、交感神経と副交感神経の二つに分かれます。

交感神経は「活動するための神経」で、交感神経の働きが優位になると、血管が収縮し、心拍数や血圧が上がり、体が緊張状態になります。「興奮・緊張」を司る神経と言うと分かりやすいでしょうか。

一方、**副交感神経は「休むための神経」**です。副交感神経の働きが優位になると血管が弛緩し、血流がよくなり、体がリラックスした状態になります。消化吸収も副交感神経が担っています。

食事をしたあとに眠くなるのも、副交感神経が優位になり、内臓の働きが活発になっている証拠。血管が弛緩し、血流のよい状態を体が勝手につくりだし、胃腸の働きを助けています。

精神的には「余裕・安心」の状態。副交感神経が高ければ、それだけ冷静かつ適切な判断がしやすくなります。

交感神経と副交感神経のバランスは、一日のなかでも大きく変動しています。朝から日中にかけては、交感神経が優位なアクティブモードの時間帯。そして、夕方から夜になると体は休息モードに入り、副交感神経が優位になります（ただし、日中の交感神経優位の時間でも、副交感神経が大きく低下してしまうと、血流が悪くなり、脳の栄養素であるブドウ糖や酸素が十分に運ばれなくなり、思考力や集中力が低下する原因になります）。

交感神経と副交感神経は「どちらが良い・悪い」というものではありません。

私はよく講演で

「交感神経は車のアクセル、副交感神経はブレーキ」

と表現します。アクセル、ブレーキ両方をバランスよく使うことで人間の体は正常に保たれます。

交感神経だけが極端に高くても、逆に副交感神経だけが高過ぎてもいけません。

交感神経と副交感神経がどちらも高く、バランスのよい状態をキープすることが大事なのです。

ストレスが交感神経と副交感神経のバランスを崩す

ではストレスを感じると、体はどう反応するのでしょうか。

「上司に怒られる」
「大勢の人の前で発表する」

など、いわゆるストレスがかかる状況に直面したとき、心臓がバクバクするなど、体は緊張状態になります。交感神経が優位の状態です。

ここでさらに副交感神経が下がると、自律神経のバランスが大きく崩れます。十分な血液が体全体に届けられず、集中力が低下したり、頭がぼーっとし、免疫も下がります。ストレスによって体がダメージを受けている状態です。

さて、あなたはいったいどんなストレス要因に直面したとき、自律神経が乱れ、体がダメージを受けているでしょうか。自分の予想とは違う、意外なものがストレスになっていることもあります。

まさに、ストレスそのものが「見えていない」状態です。

そんなとき、見当違いなストレス対策をいくらがんばっても無駄になってしまいます。さらに悪いスパイラルにハマってしまうこともあるでしょう。

そうならないためにも「体の反応」を注意深く観察し、ストレスを「見える化」することが大切です。

ストレスを「見える化」するだけで自律神経は整い始める

たとえば**「明日、初対面の人と会う」**予定があるとしましょう。

ある人は

「緊張してまったく眠れない」

と強いストレスを感じるかもしれませんが、別のある人は

「とても楽しみ」
「ワクワクする」

と感じるかもしれません。

このように人によって受けるストレスの種類やレベルはさまざま。当然、その感じ方によって、体の反応、自律神経の状態もまるっきり違ってきます。

緊張して眠れない人は、あきらかに交感神経が高く、副交感神経が低い、自律神経のバランスが崩れた状態のまま翌朝を迎えます。すると、精神的にも、肉体的にも「調子が悪いな」「疲れているな」と感じる一日になってしまいます。

そんな状態で緊張する初対面の人に会うのですから、交感神経はさらに跳ね上がり、血流は悪くなり、脳に十分な酸素やブドウ糖が運ばれません。結果として思考力も低下し、感情の抑制も利かなくなります。

医学的に言って、その会合がうまくいく可能性が低くなるのは当然です。

一方、「初対面の人と会う」予定を前にして「ワクワクする、楽しみ」と感じる人は交感神経が高まってはいるものの、副交感神経が低下することはないので、自律神経のバランス的にはとてもいい状態をキープできています。交感神経が高いので、前向きで、活動的な状態であるにもかかわらず、副交感神経も高いので、血流がよく、脳の働きも明晰。緊張で胃が痛くなることもありません。

交感神経と副交感神経の両方が活発で「トータルパワーが高い」理想的な状態です。

同じ「初対面の人と会う」場面でも、受け止め方によってこれほどまでに体の反応は変わってしまうのです。

ここで何より大事なのは**「自分はこんな状況でストレスを受けやすい」**と知っていること。

自分のストレスが見える化できていること。

これに尽きます。

もしあなたが「初対面の人に会うことで自分はストレスを感じやすい」「自律神経のバランスを崩しやすい」と知っていれば、その日は朝食をしっかりとることできちんと胃腸のスイッチを入れたり、時間に余裕のある行動を心がけるなど、過度に交感神経を高めない対策を取ることができます。対処法は後に詳しく紹介しますが、**呼吸に気を遣う、軽い運動をするなど、ちょっとしたこ**

とても自律神経はあきらかに整ってきます。

乗り越えた「成功体験」が体を強くする

加えて、「初対面の人と会うことでストレスを感じたけど、こんな対処法によって、なんとか乗り切った」という体験をすれば、それがあなたの経験値、成功体験となり、ストレス耐性を高めてくれます。

何度も言いますが、ストレスを受けること自体は決して悪いことではありませんし、世の中から（そしてあなたの日常からも）ストレスがなくなることはありません。

だからこそ、ストレスをなくそうとがんばることをしない。

重要なのは、ストレスをどうやって自分のプラスにするか。ストレスによって受ける心身のダメージをどのようにコントロールし、軽減していくかです。

そして、そのための対処法をあなた自身が知っているかどうか、なのです。

ストレスの9割は人間関係

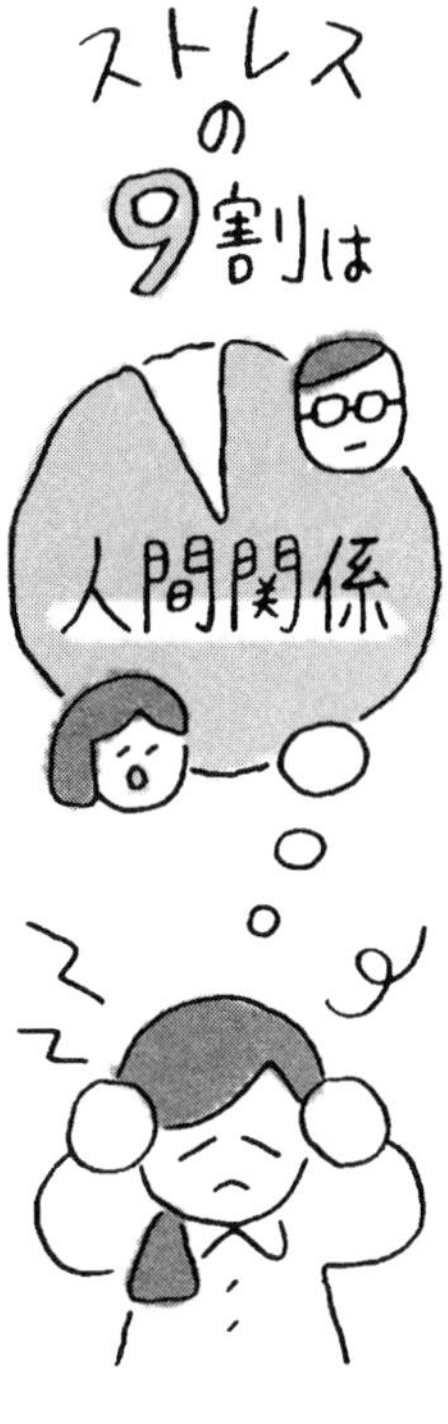

最近強く思うのですが、やはりストレスの9割は人間関係。

相性の悪い上司や同僚がいると、職場に通うだけでストレスを感じます。友人や知人と言い争いをすれば、それがずっと心の中で気になり続けるでしょう。**「自分を苦しめるストレス要因って何だろう？」とあらためて考えてみると、そのほとんどが人間関係**ではないでしょうか。相手があることなので、自分だけでは解決できないのも、この問題のむずかしいところ。

「仕事がつまらない」「意味のない雑事に追われている」など仕事に関する悩み、相談をよく耳にするのですが、そんな人たちの話も詳しく聞いてみると「仕事そのもの」より「仕事の与えられ方」に問題があるように感じられてなりません。

私が受けた相談の一つを例に挙げると、その人は「自分は単純作業ばかりをさせられて、仕事にやりがいを感じられない」と言います。といって、「何か、やりたい仕事があるんですか？」と聞いてみても、はっきりとした「やりたいこと」が決まっているわけではない。

どうやら問題の根源は「仕事そのもの」ではなく、上司の「仕事の与え方」にあったようです。

どんな世界にもいわゆる「単純作業」はあります。

しかし、それらの作業だって「必要だから存在している」ことは間違いありません。悩みを抱える多くの人が「自分は意味のない仕事をしている」と嘆いていますが、一見、無意味に見える仕事でも、何かしらの意味や価値があるから、なくならずに存在しているのです。

ここで問題となっているのは、その人に仕事を与えている上司やマネジャーが「この仕事には、こんな意味があるから、ぜひともあなたにお願いしたい」「こんな価値があるから、ぜひともがんばってやって欲しい」という部分を伝えきれていない点。

ひどい上司になると「オマエなんて、こんなどうでもいい仕事をやっておけばいいんだ!」「誰でもできる仕事だから、オマエがやっといてくれ!」と最悪のメッセージをわざわざ発している人もいます。

言葉で発していなくても、そのような態度、雰囲気を醸し出していれば、部下は敏感に感じ取ります。

これがストレスになっている人もとても多いのです。

仕事自体に大きな不満を持っていなくても、その与えられ方、言い方がストレスになってしまう。

よくある話ではないでしょうか。

私は医師として、どうしてそんな「自律神経を乱す言い方」をするのだろうと心底不思議でなりません。相手がやる気をなくす言い方をすれば、それだけで自律神経は乱れます。自律神経が乱れれば、血流は悪くなり、集中力は低下し、生産性も悪くなります。

わざわざ部下の生産性を低下させる言い方をするなんて、リーダーとしては失格ですが、世の中にはそんな人がまだまだ大勢いるようです。

私は企業の経営者やマネジャークラスと話す機会も多々ありますが、**優秀な**

人ほど「相手の自律神経のバランスを崩さないモノの言い方」をしています。

もちろん、そんな優秀なリーダーたちも「相手の自律神経を乱さないように……」なんて医学的な意識を持っているわけではありませんが、言い方ひとつで、相手にストレスを与え、やる気・モチベーションを低下させることを経験的に知っているのです。

キーワードは「エンカレッジ（勇気づけ）」

ちなみに、私は患者さんと向き合うとき「**患者さんが安心できて、勇気を持てる言い方をすること**」を一番大事にしています。

医学的に表現するなら、副交感神経を高め、血管が拡張し、血流がよくなり、血圧が上がらない言い方を心がけています。ひと言で言うなら、ストレスを与えない言い方です。

それこそが現実的な医療行為の第一歩だと考えているからです。

医師である私自身が

「大丈夫ですよ」

「安心して私に任せてください」

「一緒にがんばっていきましょうよ」


と穏やかな笑顔で話せば、患者さんは安心し、ゆったりとした気持ちになります。

「たかが言い方」と軽視する人もたまにいますが、言い方ひとつ、表情ひとつで自律神経のバランスは変わってきますし、体に与える影響も変わってきます。

もし医師が患者さんを不安にさせたり、恐怖やストレスを与えてしまうと、その時点で交感神経が上がり、血流がドロドロになり、健康から遠ざかっていきます。

事実、副交感神経が下がるとナチュラルキラー細胞が減少し、悪性の細胞が増えると言われています。

そんな状態をつくらないためにも、とにかく安心できて、勇気が持てる話し方をする。医師として、当然持つべきコミュニケーションスキルです。

これは医師の世界に限らず、上司、マネジャーでも同じだと私は考えます。部下たちの（心身の）状態を整え、より生産性が高まるコンディションをつくってあげる。

リーダーの大事な仕事ではないでしょうか。

今のストレス度を数値化してみよう

じつは「人は、どんなストレスに、どのくらいダメージを受けるか」を社会学的に研究した人がいます。アメリカの社会学者ホームズと医師のレイは「社会的再適応評定尺度」を発表しています。

この表には「配偶者の死」「離婚」「自分の病気やケガ」「仕事上の責任（地位）の変化」などのいわゆる「ライフイベント」（人生のなかで起こる出来事）が43個挙げられ、「ダメージが大きい順」に順位付けされています。

表を見ると、意外なものが「高ストレス」の要因になっていることが見受けられます。たとえば、「結婚」が7位で、「失業」よりもストレス上位となっています。また「仕事上の地位（責任）の変化」は仮に昇進しても、立場が変わることによる大きなストレスとなることを示しています。

この研究が行われたのは1960年代のアメリカですから、国や時代が違うので、そっくりそのまま現代の日本に当てはまるとは思いません。きっとあなたも「この表と、自分がダメージを受けやすい順位は違う」と感じる部分は多いでしょう。

ただ、自分にとってどんな要因が、より大きなストレスとなり得るのかを考える参考にすることはできます。

【表】ホームズとレイの「社会的再適応評定尺度」

注釈（Holmes&Rahe, 1967）

順　位	生活上の事件（変化）	ストレス度（点）
1	配偶者の死亡	100
2	離婚	73
3	夫婦別居	65
4	刑務所などへの収容	63
5	近親者の死亡	63
6	本人の大きなケガや病気	53
7	結婚	50
8	失業	47
9	夫婦の和解	45
10	退職・引退	45
11	家族員の健康面・行動面での大きな変化	44
12	妊娠	40
13	性生活の困難	39
14	新しい家族メンバーの加入	39
15	合併・組織替えなど勤め先の大きな変化	39
16	家計状態の大きな変化	38
17	親友の死	37
18	仕事の変更	36
19	配偶者との口論回数の変化	35
20	1万ドル（約100万円）以上の借金	31
21	抵当流れ（借金返済できず）	30
22	仕事上の地位（責任）の変化（昇進・降格など）	29
23	息子や娘が家を出る	29
24	義理の親族とのトラブル	29
25	自分の特別な成功	28
26	配偶者の就職または退職	26
27	本人の進学または卒業	26
28	生活条件の変化（家の新改築、環境悪化）	25
29	個人的習慣の変更	24
30	職場の上司とのトラブル	23
31	勤務時間や労働条件の変化	20
32	転居	20
33	学校生活の変化	20
34	レクレーションに関しての変化	19
35	宗教（教会等）活動上の変化	19
36	社会活動（社交）の面での変化	18
37	1万ドル（約100万円）以下の借金	17
38	睡眠習慣の変化	16
39	団らんする家族員の数の変化	15
40	食事習慣の変化	15
41	長期休暇	13
42	クリスマス（盆・正月）等	12
43	ちょっとした法律違反	11

合計点		
	300点以上	とても強いストレッサーを経験。80％の人が近い将来になんらかの病気にかかる可能性がある。
	150点以上	比較的強いストレッサーを経験。50％の人が半年から1年の間に病気のリスクの可能性がある。
	150点未満	ストレッサーはそれほど多くない。
	80点以下	ストレッサーはとても少ない。

何度も言いますが、ストレスと上手に向き合う第一歩は「自分にとってのストレス要因とは何か」を冷静に、客観的に認識すること。

それができれば対応策も見つかりますし、**「自分は、こういうストレスに弱いなぁ」と客観的になれた瞬間から、自律神経は整い始めます。**

一番の問題は、ストレスを受けていることをあなた自身が認識できず、漫然とダメージを受け続け、何の対処もしないことです。

【ストレスのサイン1】　ネットニュースをだらだらと見続けてしまう

「ストレスを感じているときにやってしまう行動」も一つのサインとして注目す

べきポイントです。

たとえば、あなたは仕事中、ついネットニュースを見続けてしまうことはありませんか。

「ああ、それってよくある！」とうなずいている人も多いのではないでしょうか。ネットニュースに没頭し、特に興味があるわけでもないのに次から次へとニュースを読み続け、気がつけば一時間以上経っていた。

これこそ体がストレスを感じ、無意識に現実逃避をしている典型的なサインのひとつ。

そもそもストレスを受けているとき、人の反応としてはまず交感神経が上がり、副交感神経が下がります。「嫌だ」「腹が立つ」「辛い」「苦しい」「悲しい」など強い感情が芽生え、交感神経が高まっている状態です。この状態でも体に相応の害があるのですが、その次にやってくるのが交感神経、副交感神経の両方が下がってしまう状態。自律神経のトータルパワーが落ちている状態です。

具体的に言うなら、無気力で、無反応になってしまう状態。副交感神経はもちろん、交感神経も下がっているので、朝起きても、体にスイッチが入らず活動的になれない。何も考えることができず、ただぼんやりしてしまうなどの症状が表れてきます。

それが重度になってくると、ひきこもりになったり、うつ病を発症したりするのですが、軽度の状態は多くの人が日常的に体験しているものです。

人から嫌なことを言われたり、憂鬱な仕事が山積みになっていくと、最初は「嫌だな」「辛いな」という感情を抱きますが、しばらくすると**「あ〜あ、もうどうでもいいや」**と投げやりになったり、考えることをやめて、心に蓋をしてしまうことがあるでしょう。

そんなときは、ただぼんやりと「与えられる情報を受け続ける」という行動をとりがちです。

ネットニュースを見続けるのは、その典型的な行動パターンです。

そのほか、**意味もなく何度も携帯のメールチェック**をしてしまう、**ライン、インスタ、フェイスブック、ツイッターなどの反応、情報を**

頻繁にチェックするのも似たようなサインかもしれません。

このように頭を使って主体的に行動するのではなく、単なる反応としてその行為を繰り返してしまうときは、体がストレスを受け、アクティブになれない状態だと考えられます。

こんな状態のとき「さあ、仕事に戻ろう」と気持ちを切り替えるのは簡単ではありません。

だからこそ、まずは自分の状態を理解する。「ああ、またネットニュースに没頭してるな」「**自分はストレスを受けているんだな**」**と認識し、**「**いったい何にストレスを感じているんだろう……**」**と考えるだけで、冷静かつ客観的な思考に**なれます。

【ストレスのサイン2】　おしゃべりが速くなっていたら要注意！

ストレスを感じているときの行動パターンとしてもう一つ挙げられるのが「**いろんな行動が速くなる**」です。

もっとも顕著なのがしゃべり方。たいてい人はストレスを受け、交感神経が跳ね上がっているとき、しゃべり方が速くなります。

仕事でも、育児でも、友人・知人とのコミュニケーションでも、**自分の話し方が過度に速くなっているときは要注意**です。

交感神経が上がっているときは、血管が収縮して、血流が悪くなり、脳の働きも悪くなっているので、話すスピードや感情のコントロールが十分にできなくなっています。

プレゼンやスピーチでも、緊張し、ストレスがかかっている人ほど速くなりがちで、自律神経のバランス、状態がいい人ほどゆっくり話すことができます。

わかりやすい例で言えば、政治家はいつもゆっくり話しています。もともとそういう話し方なのもあるでしょうが、きっと彼らは、経験的にあの話し方をマスターしたのだと思います。

彼らが医学的な知識を持っていたとは考えにくいですが、ゆっくり話すことで自律神経のバランスが整い、感情の抑制も利く。脳の働きもよくなるので、それだけ失言するリスクを軽減できるのですから、いいことずくめです。

さらに、ゆっくり話すことで聞く側の自律神経のバランスも整えられるので、冷静に聞いてもらえますし、それだけ話を理解してもらいやすいという効果もあります。

政治家を見習って、**ゆっくり、ていねいに話すことはとてもおすすめ**です。

【ストレスのサイン3】 パソコンのタイプミスが増える

話し方に限らず、行動が乱暴に、雑になっているときもストレスを受けているサイン。

パソコンのタイプミスが増えたり、電話を急いでガチャン！と切ったりしているときは要注意です。

『置かれた場所で咲きなさい』という著書でも有名な渡辺和子さんが『面倒だから、しよう』というタイトルの本を出されていますが、自律神経の専門家から見ても、なかなか鋭い提言をされています。

とかく人は面倒なことはしたくないものです。

しかし、どんな人の生活にも多かれ少なかれ面倒なことは降りかかってくる。結果、それがストレスになるわけです。

このとき**「面倒なことは嫌だな」「やりたくないな」の思いがあればあるほど、自律神経は乱れ、行動が雑に、乱暴になっていきます。**

そして「乱暴で、雑な自分」にまたイライラして、さらに自律神経を乱し、ストレスを増大させてしまう。多くの人がそんな悪循環にはまっています。

そんな現状に対して、渡辺さんは**「面倒なことほど、自主的に、ていねいにやりなさい」**と教えています。

医学的見地からも「面倒だ」と感じていることほど、ゆっくり、ていねいにやるのはおすすめ。

ゆっくり、ていねいに行動していると、自然に自律神経は整います。

副交感神経の働きがアップするので、血流もよくなり、脳の働きも活発になります。当然、仕事の効率も上がり、感情の抑制も利きやすくなるので、さらなるイライラを誘発せずに済みます。

本当にちょっとしたことでいいのです。

気が重い相手に電話をするときには、意図的にゆっくりと行動し、ゆっくりとダイヤル操作する。嫌な内容のメールをしなければならないときは、できるだけゆっくり、ていねいにキーボードを打つ。

そんなことで自律神経は整います。

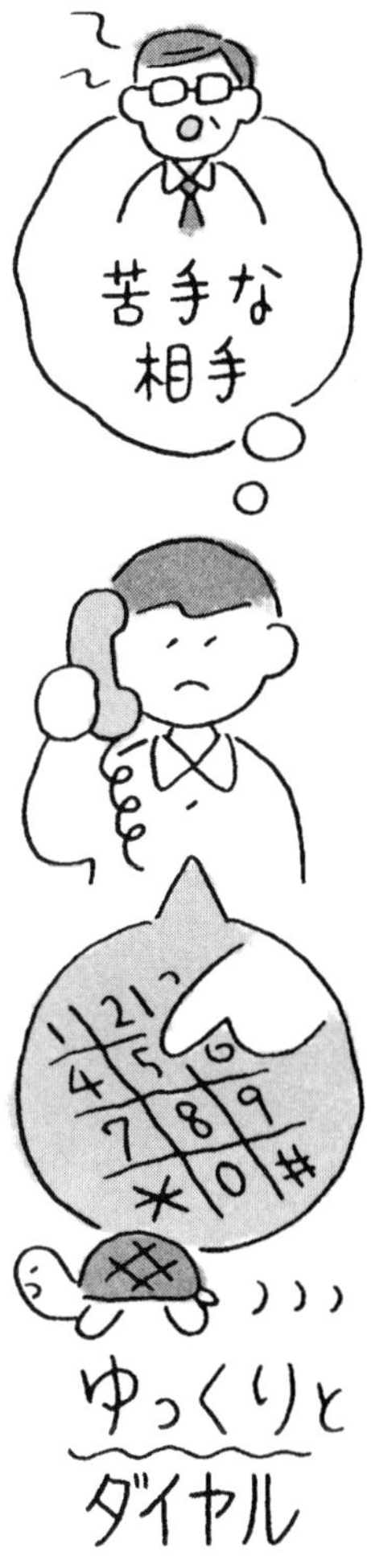

やるべきことが山積みで、多忙なときは誰だってストレスが溜まります。

しかし、そんなときに**「急いでやる」「慌ててやる」のは、体や脳の構造からいって得策ではありません。**ただでさえ交感神経が高まっているときに、急いでしまうと自律神経はさらに乱れ、ストレスを増大させる一方です。自律神経の状態からいって、冷静な判断ができにくくなっているので、間違った決断をするリスクも高まっています。

多忙なとき、面倒な仕事が山積みのときほど「ゆっくり、てい

ねいにやろう」。

と自分に言い聞かせてから、仕事に取りかかってください。

そのほうが結果として効率も上がります。

体の構造的に夜勤は自律神経が乱れやすい

体の構造で言うと、やはり**夜勤はストレスが溜まりやすい**働き方であることは間違いありません。

人間は、夜の時間に交感神経優位から副交感神経優位へと切り替わります。体が活動的な状態から、休息モードに入っていくのです。

しかし、夜勤で働く人は、副交感神経の上昇を無理矢理抑え、交感神経優位の状態を持続させつつ活動することになります。

もちろん医師としては、夜は休んで、朝から働くスタイルを奨励したいですが、仕事によっては「そんなことは言ってられない」人もいるでしょう。

そんな人は、まず「自分はストレスを感じやすい、自律神経のバランスを崩しやすい生活をしているんだ」ときちんと認識して、可能な限り、自律神経のバランスを整える工夫をする必要があります。

夜勤の間でも、副交感神経を高める運動や呼吸を意識するとか、夜勤明けで睡眠をとる前には、できる限り睡眠の導入を妨げる行為（テレビやスマホを見る、感情を荒立てること）は避けるなど工夫をして欲しいです。

先の「予定」が気になって仕方がない人

意外に大きなストレスに**「先の予定が気になって仕方がない」**があります。もっともわかりやすいのはテスト勉強。今日、友だちと一緒に東京ディズニーランドに来ているのに、来週のテストのことが気になって楽しめない。そのほか、午後に大事なプレゼンが控えているため、午前中からほかの仕事が手につかない。夜、憂鬱な予定があるせいで、その日一日ブルーな気分が抜けないなど、数え上げればいくらでもあります。その日一日が無駄になるならまだしも

「明日の予定が気になって、前日がまるまる無駄になる」
「来週の予定が気になって、今週の仕事に集中できない」

なんてことになったら、それこそ重症です。

はっきり言って「先のことが気になって今が楽しめない」というストレス自体が完璧になくなることはありません。心配性で、慎重なタイプの人は、どうしたって先の予定が気になるものです。

ただし、それを自覚していれば、できるだけ自律神経が乱れないように生活習

慣を整え、安心できる準備をするなど、具体的な方法がとれます。

「プレッシャーのかかる予定」が経験値を高めてくれる

あらためて振り返ってみると、私たち外科医は手術という「ストレスのかかるスケジュール」の連続のなかで日々生活しています。むずかしいオペもあれば、問題の少ないオペもありますが、どんなオペも「ストレスのかかる、重要な予定」であることに変わりはありません。「先の予定が気になる」という意味では、かなりのプレッシャーを日々感じながら過ごさなければいけません。

オペに向かうメンタルのコントロールをどうするかの部分においては人それぞれですが、多くの外科医は「準備を万全にする」ことでそのストレス、プレッシャーを受け止めようとしています。術式の勉強・練習をして、患者の情報を綿密にチェックし、プランを練る。そのほか万全の準備をすることで、自律神経のバランスを整え、ベストの状態をつくって手術に臨むわけです。

当然、外科医にも休暇もあれば、遊びに行くこともあります。来週大きな手術が控えているからといって、そのことを毎日、毎時間考えているわけではありません。

そこは、その医師なりの準備パターンがあり、コンディションをつくるルーティンがあり、上手に心身をリラックスさせています。

本書では大きなテーマとして「ストレスは悪いものではない」「ストレスが人を強くする」と語っていますが、まさに外科医は、何度も、何度も「プレッシャーのかかるオペ」を経験することで、技術や知識のみならず、精神的にも、肉体的にも経験値を上げ、強くなっています。

ストレスを繰り返し受けることで、耐性をつくっているのと同じです。

先の予定が気になって今が楽しめない人も、まずはそんな自分を認識して「どうやって乗り切るのか」と試行錯誤をして、経験値を高めてください。その具体的な方法は後の章でたっぷりご紹介します。

「everyday my last」という思いで生きる

ただここでひとつだけ、**本当の意味で人生を充実させるには「今を楽しむことが一番大事」**。そのことをぜひ心にとめておいてください。

先の予定が気になって今を楽しめない人は、結局は「今という時間」を無駄にしています。

先の予定を心配することによって何かが好転するならそれも意味がありますが、

たいていの場合、心配しても、しなくても結果は同じです。

必要以上に心配をしない。その割り切りができないために「今の時間」をも無駄にしてしまうのは、じつにもったいない生き方ではないでしょうか。

考えてもみてください。

その「憂鬱な予定」が終わったとしたら、一時はホッとするでしょうが、どうせまた同じような「憂鬱な予定」が入ってきます。

人生とはそういうものです。

それなら、あなたはいつ人生を楽しむのでしょうか。

2006年、エレベーターの不具合により、ある高校生が亡くなるという不幸な事故が起こりました。亡くなった高校生は野球部に所属していたのですが、彼は自身のメールアドレスに「everyday my last」という言葉を使っていたそうです。

毎日が自分にとっての最後の日。

そんな思いで毎日を精一杯生きよう。彼は本能的に「今を生きることの大切さ」を理解していたのだと思います。

先の予定が心配になる気持ちはわかりますが、そのせいで「今日」や「今」が充実しないとしたら、じつにもったいない話です。

私は医師ですので、当然のように余命わずかの人と話をする機会があります。そんな人たちにとって、今日という日はとても重く、意味深いものです。

語弊のある言い方であることは重々承知していますが、「来週の予定が気になって、今が楽しめない」なんていうのは、ある意味では、じつに幸せな状況です。先のことを考えることができず、今を必死に生きるしかない人たちも、世の中には大勢います。

だから、私は

「今という時間」をもっと大事に、思いっきり楽しんで過ごして欲しい

と切に願います。それが、あなたの人生を充実させる最善の方法だと思うからです。

「休み過ぎ」がストレスになる人

たとえば私の場合、1年のうち「まる1日休みの日」はほとんどありません。予定が忙しいのもたしかですが、完璧に1日休んでしまうと、自分のペースが乱れ、それがかえってストレスになるからです。

なので、いわゆる休日でも午前中だけは病院に出て患者さんの様子を確認するとか、必要な書類のチェックをして帰るなどを意図的にやっています。

そんな話をすると「考えられない！」「休みの日は休みたいでしょ！」と言う人もけっこういますが、これこそ人それぞれストレスの感じ方が違う典型例。私と同じようなタイプもじつは少なくありません。

「サザエさん症候群」という言葉を聞いたことがあるでしょうか。日曜の夕方（「サザエさん」の放送時間）になると、明日の出勤のことを想像し、憂鬱になることです。

もちろん単純に「会社に行きたくない」「仕事をするのが面倒だ」という人も多いでしょう。しかしなかには「土日にたっぷり休み過ぎて、自分のペースを乱してしまっている人」も多いように感じます。

「休暇のペース」にはまり過ぎて、うまく「仕事モード」に入っていけないのです。本人は気づいていなくても**「休み過ぎでペースを崩し、かえってストレスになる人」は案外多い**のです。

職種や職場環境にもよりますが、そんな人は土日のどちらかに一旦職場に行って、軽い仕事を1時間でもこなしたほうが、ストレスなく翌週を迎えられます。

世の中のスタンダードとして「土日はきちんと休む」となっていますが、それがすべての人にベストなスケジュールとは限りません。そのスケジュールにストレスを感じ、憂鬱な時間をあえてつくっている人もいるのです。

イライラした瞬間に体はダメージを受ける

最後に、自律神経をもっとも乱す「怒り」について触れておきましょう。

ちょっとしたことでイライラする、つい怒りを爆発させてしまうというのは、ストレス要因に対して最悪の反応をしていると思ってください。

よく**「怒っているうちに、どんどん怒りが増幅していく」**タイプがいるでしょう。最後のほうは「いったい、何にそんなに怒っているのだろう」と周囲も（そして本人も）わけがわからなくなっているのに、とにかく怒りだけが大きくなっているケースです。

しかし、これも自律神経的に見れば、当たり前の展開です。

怒りを覚えれば、当然交感神経が高まり、血流が悪くなります。そのせいで脳に酸素やブドウ糖が十分に運ばれなくなり、思考力は低下し、感情のコントロールはさらに利かなくなります。こうなると歯止めが利かないので、どんどん怒りを増幅させてしまい、関係ないことまでわめき散らすという最悪の展開を迎えてしまいます。

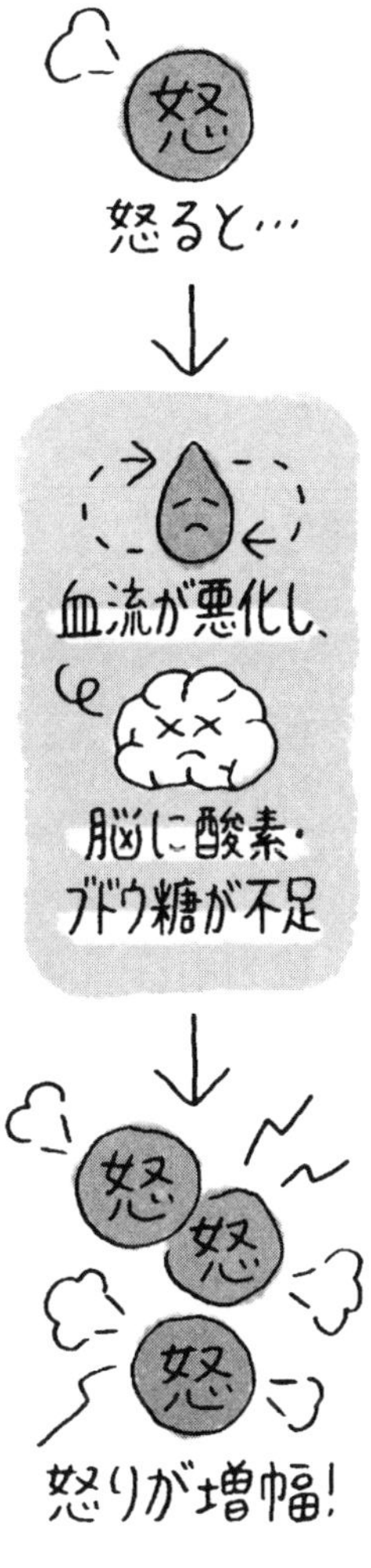
怒
怒ると…
血流が悪化し、
脳に酸素・
ブドウ糖が不足
怒
怒
怒
怒りが増幅!

本人にとっても、周囲にとっても、非常に大きなストレスです。

しかも、怒りによって一度乱れた自律神経は3〜4時間は元の状態に戻りません。

つまり、職場で一度怒ってしまったら、不健康かつ非生産的な状態が半日近く続いてしまうのです。

怒りをマネジメントすることがいかに大事かがわかりますね。

「自分は短気で、怒りやすい」という人には、まず「自分は頻繁に自律神経を乱しているんだ」「不健康で、非生産的な状態をいつもつくっているんだ」と認識して欲しいと思います。

ただし、その怒りを「気持ち、感情」でなんとかしようとせず、**体の状態、自律神経のバランスを整えることで対応する意識**を持ってください。

自覚さえあれば対応する方法はいくらでもある

ここまで述べてきたように、ストレスにはいろんな種類がありますし、人によって受ける影響もまるで違います。

朝の通勤ラッシュが過度にストレスになる人もいれば、仕事中に隣の人が無駄話をしていることが気になって仕方がない人もいます。

そうかと思えば、職場の空気がピーンと張り詰めて、みんなが真剣に仕事をしていること自体が耐えられない人もいます。

もっと些細な場面で言えば、ランチのときメニューが豊富な店に行くことで「いろいろ選べて楽しい」と感じる人がいる一方、「選ぶこと自体ストレス」の人もいます。

「選択肢過多」という言葉をご存じでしょうか。

文字通り「選択肢が多過ぎる」意味を示す言葉ですが、この「選択肢過多」に関してコロンビア大学とスタンフォード大学の教授たちがじつに興味深い実験を行っています。

あるスーパーマーケットで24種類のジャムを揃えた場合と、6種類しか置かない場合とで売り上げの差を調べたところ、次のような結果になりました。

24種類の場合　足を止めた客の60%が試食し、
そのうち3%が購入

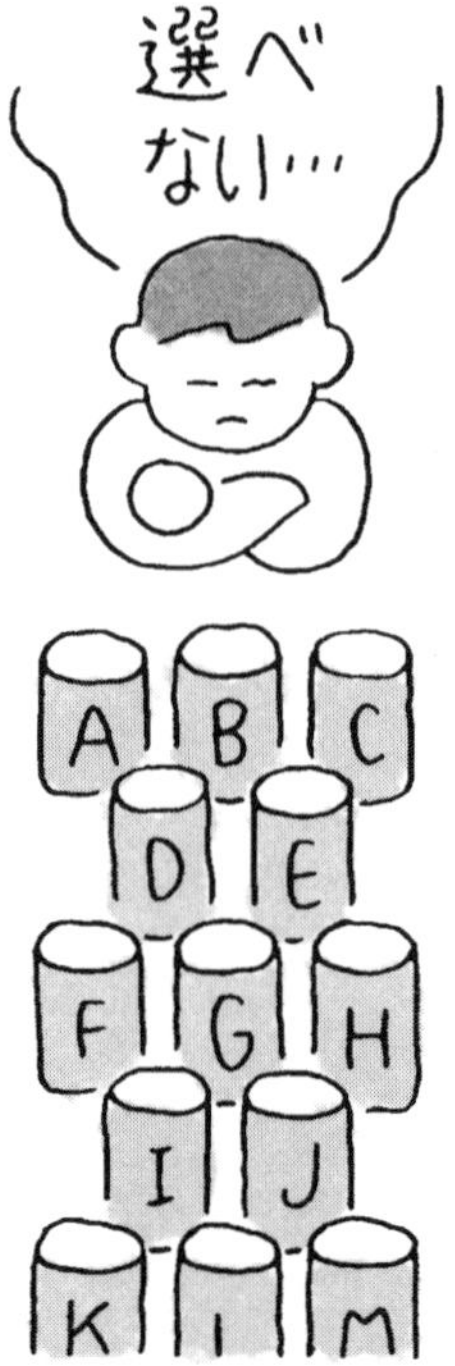

6種類の場合　足を止めた客の40%が試食し、そのうち30%近くが購入

とてもおもしろい結果だとは思いませんか。

24種類ものジャムがあると、物珍しさも手伝って多くの人が試食したくはなるのですが、実際に買うとなると**「どれを買えばいいのかわからない……」**心情に陥ることが如実に表れています。

選択肢が多いという一点においても、それを「楽しい、嬉しい」と感じる人もいれば、「ストレスになる」「かえって選べない」と感じる人もいるのです。

さて、あなたはどんなものをストレスと感じ、ダメージを受けているでしょうか。

そう問いかけられたとき「私はこんな状況に弱い」「こんなものにストレスを感じやすい」と答えられる人はかなり優秀です。

ストレス要因自体は決してなくなりませんが、「私はこれにストレスを感じている」との自覚があれば、対応する方法はいくらでもあるからです。

第二章

体に「いいストレス」と「悪いストレス」の違い

「正のストレス」と「負のストレス」

ストレスは体に悪いものではない。
むしろ、ストレスが体を強く、健康にしてくれる。
やはりそこで気になるのが

「体にいいストレス（正のストレス）」と「体に悪いストレス（負のストレス）」とは、それぞれどういうものなのか。

そもそも外部から受ける刺激（ストレス要因）に「体にいい」「悪い」の区分けはありません。

「上司に怒られる」というストレス要因があったとしても、それが原因でうつ病を発症し、休職に追い込まれる人もいれば、自身の成長材料としてスキルアップしていく人もいます。要は受け止め方ですが、「ポジティブに受け止めれば正のストレス」「ネガティブに受け止めれば負のストレス」と言われても、いまひとつ納得できないでしょう。

私は医師なので、そこは医師らしく、体のなかでマイナスの反応が出るストレス（あるいは、出続けるストレス）は「負のストレス」であり、一時的にマイナスの反応が出るとしても、トータルとして体にダメージを与えないものが「正のストレス」。そんな区別をしたいと考えています。

副交感神経がダウンすると危険

具体的に「正のストレス」「負のストレス」は体にどんな変化、影響を及ぼすのでしょうか。

人間の体は何かしらのストレスを受けると交感神経が高まります。それは正のストレスでも、負のストレスでも基本的には変わりません。

満員電車で「嫌だな」「不快だな」と感じるとき、あるいは人前で発表する際に緊張したり、不安になったりするときなど、あらゆるストレスの反応としてほぼ間違いなく交感神経が高まります。

これ自体は大きな問題ではありません。

交感神経が上がっている状態でも、副交感神経が下がらず、自律神経のバランスが著しく悪くなければ、それほど問題視する必要はありません。

すでに述べた「自律神経のトータルパワーが高い状態」です。この状態ならば、ストレスを乗り越えるために体は適度に緊張し「辛いけど、がんばろう」「不安だけど、なんとかしよう」と前向きにもなれます。


では、何が問題なのか？

体がストレスを受けた際、交感神経が上がると同時に副交感神経が極端に下がってしまう。この状態になることです。

このように**「交感神経アップ＋（極端な）副交感神経ダウン」を引き起こすストレスを「負のストレス」**と表現してもいいでしょう。

副交感神経が低下すると、体のなかではさまざまな問題が起こってきます。血管が十分に拡張しないので、まず血流が悪くなります。同時に、胃、腸、肝臓などの内臓機能も低下するので、血液の質そのものも悪くなります。

本来、赤血球はきれいな丸い形をしていますが、自律神経のバランスが崩れてくると、変形したり、お互いがくっついてしまったり、完全に壊れてしまうケースもあります。壊れた赤血球では酸素を体中に運ぶことができませんし、赤血球同士がくっついていると末梢血管をスムーズに通ることができず、これまた酸素を十分に運ぶことができません。

すると当然、脳の働きが悪くなり、手足が冷たくなる冷え性などの症状が出てくる人もいます。

すべてがストレスのせいだとは言いませんが、**副交感神経の働きが低下**

することで、体にはさまざまなマイナス反応が出てきます。このように体にダメージを与えるものは、あきらかに「負のストレス」と言えるわけです。

「負のストレス」が血液の質を悪くする

副交感神経がダウンすることで起こる問題はほかにもあります。

副交感神経の低下に応じて、腸内の善玉菌が減り、悪玉菌が増えると言われています。

もともと腸内には善玉菌が二割、悪玉菌一割、日和見《ひよりみ》菌が七割います。日和見菌とは文字通り「日和見で変化する菌」なので、善玉菌が増えると善玉菌になり、悪玉菌が増えると悪玉菌に変化する性質を持っています。

つまり**副交感神経が著しくダウンすると、悪玉菌が増え始め、それにつられて日和見菌がどんどん悪玉化**する問題が起こってきます。腸内環境の悪化にターボがかかるイメージです。

よく「血液の質がいい・悪い」「ドロドロの血液」「サラサラの血液」などの表現を耳にしますが、こうした**血液の質も腸内環境と密接につながっています。**

腸内環境がよく、善玉菌の多い腸で栄養分を吸収した血液は当然質がよくなり、悪玉菌の多い腸で栄養分を吸収するとそれだけ血液の質が低下します。

その結果、ニキビが出やすくなったり、便秘、下痢などの症状も出てきます。そのほか、アトピー性皮膚炎を発症することもありますし、大腸ガンのリスクも高まります。

もう少し日常レベルの話をするなら、肩こりがひどくなったり、疲れやすいというのも血液の質の低下が引き起こす問題として挙げられます。

この本を読んでいるあなたもストレスが多いと「胃が痛くなる」「疲れやすい」「お肌の調子が悪くなる」ことを経験的に知っていると思いますが、それらは副交感神経がレベルダウンすることによって、腸内環境が悪くなり、ひいては血液の質が悪くなるという問題が体内で起こっているためです。

「負のストレス」には第2段階がある

もう少し「負のストレス」の話を続けましょう。

すでに述べたように、人はストレスを受けると交感神経が上がります。

「負のストレス」の場合は、副交感神経が下がっていくのですが、その状態が続くと、今度は次第に交感神経も下がってきます。

自律神経のトータルパワーが急降下していく状況です。

ある程度自律神経の知識のある人は「交感神経を過剰に上げるのはよくない、副交感神経を下げるのはよくない」と考えがちですが、私が注目して欲しいのは、むしろ自律神経のトータルパワー。

自律神経のバランスとトータルパワー

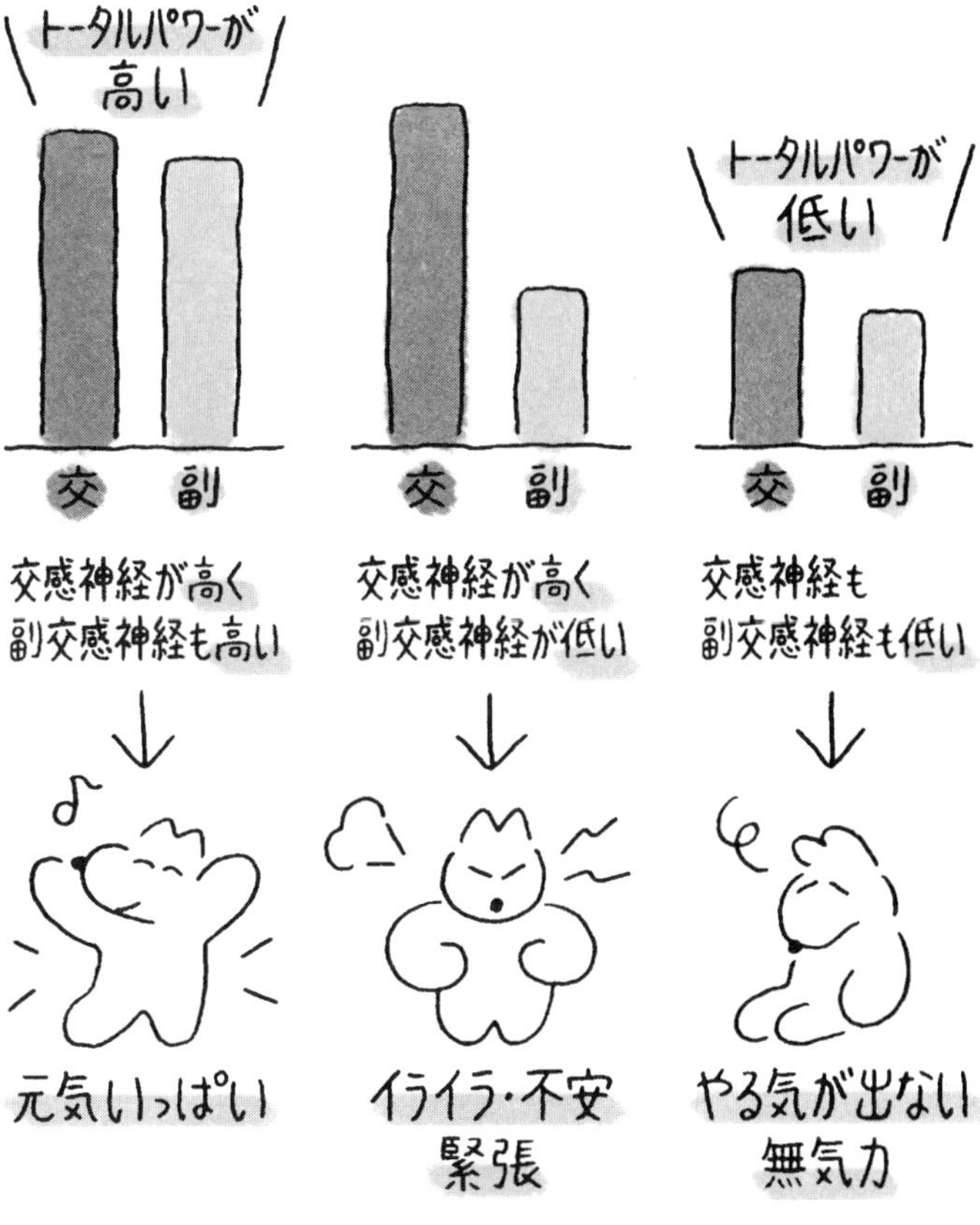

自律神経のトータルパワーとは交感神経と副交感神経のレベルの合計。

つまりストレスを受けた際、交感神経が上がっても、副交感神経のレベルが落ちなければ、トータルパワーが極端に落ちることはありません（交感神経が上がり過ぎるのはもちろん問題ですが、トータルパワーが下がらないのはいいことです）。

しかし、ここで副交感神経が下がってくると、トータルパワーが落ち、自律神経のバランスは極端に悪くなります。

私の言う**「負のストレス」**です。

たとえば、あなたが「気の進まない仕事を与えられた」とします。
気の進まない仕事ですから、当然ストレスを感じます。「嫌だな」「不安だな」という気持ちになれば、交感神経は高まり一種の緊張状態に陥ります。

しかしこのとき、副交感神経が下がらなければ、基本的に体調もよく、脳の働きもスムーズで、過度に感情的になることはありません。交感神経が高いので、体は「活動的になろう」「なんとかこの状況を乗り越えよう」としています。

副交感神経が下がっておらず、血流もよいので、ものごとを冷静に考えることができます。

このような体の状態をキープできていれば、「とりあえずできることから手をつけよう」「これを乗り越えれば、もう一段成長できる」と前向きな発想になりやすく、行動も起こしやすくなります。

これがまさに**「正のストレス」**。

ところが、副交感神経が下がる「負のストレス」になってしまうと、感情的にイライラして「こんなことは嫌だ」「不安だ」との気持ちばかりが大きくなります。

体からのサインとしては、肩がこったり、疲れやすくなったり、肌の調子が悪くなるなどさまざまな症状が出るでしょう。

この状態でももちろん問題ですが、本当に注意すべきはその先です。

いわゆる「負のストレス」の状態が続くと、今度は高かったはずの交感神経までがレベルダウンします。

ストレスを受けているので「嫌だな」「不安だ」という気持ちは残るものの、どんどん無気力になってくる段階。「どうでもいいや」と投げやりな気持ちになってメールの確認を怠ったり、電話に出ない、ひいては会社を休むなど、すべてをシャットアウトして逃避的な行動に出てしまいます。

そこまでひどい状況にならないまでも、「やらなきゃ……」「何とかしなきゃ……」という気持ちはあるものの、心と体がバラバラでまったく力がわいてこない。そんな経験は誰にでも一度はあるはずです。

交感神経、副交感神経のレベルがともに下がってきているサインのなかには、寝起きが悪くなったり、何かを考えようとしても、それを体が拒否するように眠くなるなどいろんな症状があります。

これらは「負のストレス」が引き起こす第2段階です。

トータルパワーを高めれば「気持ちの落ち込み」は減らせる

「負のストレス」の第2段階、すなわち交感神経、副交感神経がともに低下し、トータルパワーが著しく下がってしまうと、体にやる気スイッチが入らず、慢性的に倦怠感、疲労感があるような状態になります。人によっては、うつ病を発症したり、慢性疲労症候群などが起こるケースも考えられます。

慢性疲労症候群とは、原因のわからない疲労感が6か月以上続く状態のこと。「原因がよくわからないけど、不調が続く」となると、自律神経失調症、更年期障害などと診断されるのが一般的ですが、その状態が長期にわたって続いているととらえてください。

実際、**「原因ははっきりわからないけど、なんとなく不調が続いている」「ここのところ、倦怠感が続き、疲れがとれない」「まった**

くやる気が起こらない」「燃え尽き症候群のようになっている」などの症状を感じている人は案外多いのではないでしょうか。

この場合、病院へ行ってきちんと検査をすることをオススメしますが、そんな人たちが日常生活で意識すべきは、間違いなく「自律神経を整えること」であり、「自律神経のトータルパワーを高めること」です。

はっきりした原因がわからない状態であっても、体はさまざまなサインを発してくれているものです。

「朝食はきちんと食べられるか?」「何かを考えようとしたとき、ぼぉ〜っとしてしまわないか?」「不安なことがあると、それから逃避するように眠くなってしまわないか?」などについて注意深く観察すれば、それなりの反応、サインを体は発してくれています。

仕事をしなければいけないのに**ネットニュースを見続けてしまうのも、交感神経が下がり「無気力への流れ」が始まっているサイン。**

まずは「自分の体は今、こんなサインを発してるな」と気づけるようになり、次に「自律神経を整える対処法をとらなきゃ！」と思って欲しいのです。

本書の冒頭でも述べましたが、**「心の落ち込み」を「メンタルの側面」から対処しようとしても、なかなかうまくいきません。**

そういうときにこそ必要なのは、体（フィジカル）にアプローチすることです。階段の上り下りでもいいですし、朝食をきちんととることでもいい。意識して呼吸を深くするのでもいいでしょうし、水を一杯飲みに行くのでも構いません。

とにかく、**体にアプローチをして自律神経の状態を整える**ことが肝心です。

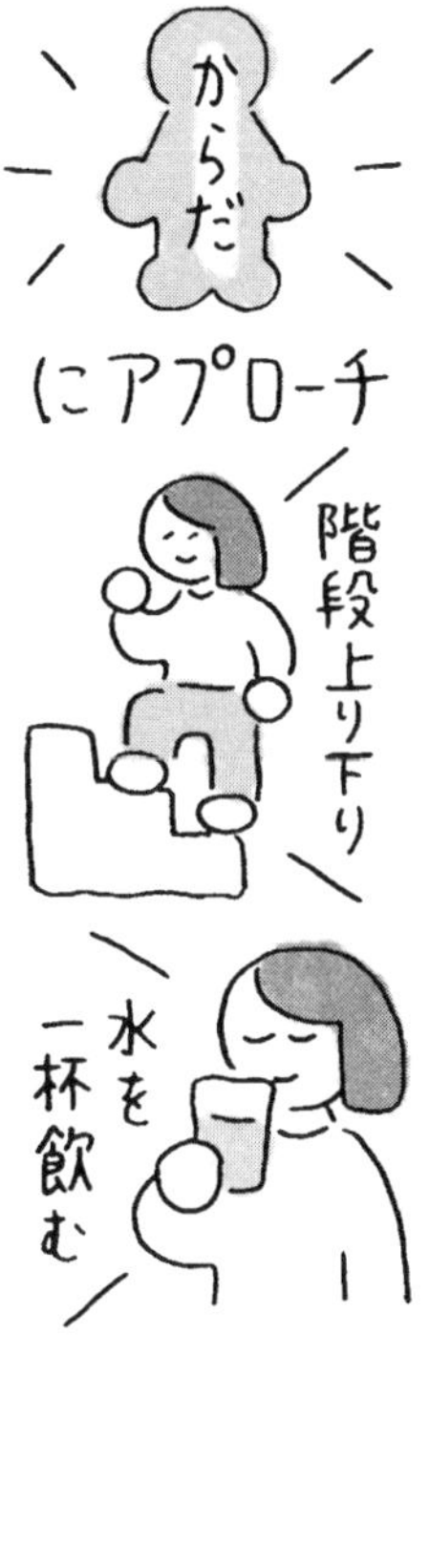
からだ
にアプローチ
階段上り下り
水を一杯飲む

そういう意識が常にあれば、体からの小さなサインを見逃すことなく、適切な対処法がとれるようになり、結果として自律神経のトータルパワーを高めることができます。

すると、極端に気持ちが落ち込んだり、やる気を喪失する可能性が減ってきます。事実、トータルパワーの高い人は気持ちの浮き沈みが少なく、いつも情緒が安定しているものです。

ストレスを与えることで細胞は強くなる!

ここまで「負のストレス」によって体がどのような反応、サインを示すのかを話してきました。

これだけ読むと「やっぱりストレスはよくない」「体に悪影響を及ぼす」と感じた人も多いのではないでしょうか。

しかし、そうと決めつけることはできません。

何度も述べている通り、ストレス要因（外部刺激）はおおむね人間の体を強くする方向に働きます。

腸内にいる悪玉菌も、本来善玉菌にとってはストレス以外の何ものでもありません。

ところが、**悪玉菌が完全に死滅し、ストレスフリーの状態になると、今度は善玉菌も退化する**ことが分かっています。それだけストレスが必要だということです。

脳の働きはもっと顕著で、**外部からの刺激がなくなり、穏やかに、平穏な暮らしをしていると脳は確実に退化**します。

認知症の症状改善を目指す際も、できるだけ外部からの刺激、ストレスを与えて、脳を無理矢理働かせようとします。ストレスに対して、脳が反応し、状況に適応しようとするからこそ、機能を維持したり、成長させたりできるのです。

余談ながら、私の父はすでに90歳を超えていますが、もともとは数学の教師で、学校を辞めてからも家庭教師を長く続けてきました。そのせいもあって今でも脳の働きはじつにスムーズかつクリア。長きにわたって脳にストレスを与え続けてきたたまものです。

脳に限らず、そもそも細胞はストレスを与えることで新たな反応を示し、進化します。医療現場でも、各種研究機関においても、細胞を冷やしたり、蒸気にさらすなど、さまざまなストレスを与えるアプローチが頻繁に行われています。

そのほか、外科治療の現場では、膿んでしまった傷にあえて新たな傷をつくることで血流をよくし、治癒力をアップさせるアプローチがありますし、美容分野でも細胞を傷つけることで肌を若がえらせる方法がとられます。

素人が無闇に細胞を傷つけるのはもちろんタブーですが、ストレスによって「体を強くする」「細胞を進化させる」のは、専門領域ではごく当たり前の発想です。

体の反応を見極める意識が「負」を「正」に変える

本書であなたに学んで欲しいのは「ストレスは嫌だ」と毛嫌いするのではなく、**「いかにして正のストレスにするか」**の発想を持つことと、その具体的な方法です。

普通に生活していれば、さまざまなストレス要因に出合うのは当然ですが、それらを**「プラス」に転化できるなら、むしろありがたい存在**です。

もし仮にマイナスに働く場合でも、自分の体の変化、サインを敏感にキャッチし、体の状態をコントロールする方法を身につけていれば恐れることはありません。

ここで大事なのは次の二点。

・ストレス要因をきちんと理解する。
・自分の（体の）反応を見極め、コントロールする。

「ストレスがなければいい」と単純に考えるのではなく、「このストレスは自分のプラスになっているか？」「体がマイナスの反応、サインを示していないか？」と冷静に判断する意識を持ってください。

チェックポイントは「朝、気持ちよく起きられるか」

今現在「自分が正のストレスを受けているのか、負のストレスを受けているのか」を判断するもっとも簡単なチェックポイントがあります。

・朝、気持ちよく起きられているか。

どんなにストレスフルな状況でも、朝それなりに気持ちよく目覚められているなら、とりあえず自律神経の状態は悪くないと言えます。
それには2つの意味があります。

一つ目は前夜に副交感神経がきちんと上がり、しっかり睡眠がとれていること。

もう一つは、朝起きてから、正しく自律神経のスイッチが（副交感神経優位から交感神経優位へ）切り替わっていることです。

このように自律神経がしっかり機能し、朝気持ちよく起きられていれば、とりあえず問題ありません。

ストレスによって交感神経がアップしているとしても、副交感神経の働きも十分なので、ストレス要因をポジティブにとらえ、経験値を高めたり、自分を成長させることができるはずです。

少なくとも、体はその準備ができています。

しかし、交感神経が跳ね上がり、副交感神経が下がってきている人の場合はどうしても夜、うまく眠りにつくことができません。

交感神経のレベルは高いので、仕事になればなんとかがんばれるのですが、疲れは抜けにくい。それでいて夜はよく眠れないので、体にとってはキツイ循環が続きます。

すると、気持ち的にはそれほどダウンしていなくても、朝起きたとき「疲れが抜けない」「とても体がしんどいなぁ」という感じが残るはずです。

やや注意が必要な状態と言えるでしょう。

さらに、次のような症状が出ている人はもう1段上の危険性があります。

- ・朝起きたとき、体にスイッチが入らず、起き上がることができない。
- ・起き上がることはできても、ぼぉ〜っとしたまま、頭が働かない。
- ・太陽光を浴びても、体が起きてこない感じがする。
- ・仕事（ストレス要因）のことを考えると、恐怖や不安によって再び眠くなる。

朝起きたときにこれらの感覚、症状が出ている場合は、自律神経のトータルパワーがかなり低下しています。

朝起きたとき「今日は気持ちよく起きられたかな？」と意識するだけでも、自分の状態を把握することができます。

そして「ちょっと調子が悪いな」「イマイチ疲れが抜けないいな」と感じることがあったら、その症状がさらに悪化する前に、本書で紹介する対処法を取り入れてみてください。

そうやって「自律神経を意識すること」と「整える術を知っていること」が非常に重要なのです。

日々の雑用こそ糧なるもの

私の日常にもさまざまなストレス要因があります。

医師というと、四六時中患者さんと向き合って医療行為をしていると思われがちですが、(特に大学病院の場合)現実はそうではありません。

学会の準備、それに関連する資料づくり、その他さまざまな書類の整理、各種会議、ミーティングなど「いったい自分は何の仕事をしているんだ?」と自問したくなるほど雑事に追われることもかつてはありました。

過去の私はそんな雑事の多さにストレスを感じ、イライラして、周囲の人たちに怒りをぶちまけることもありました。今思えば「負のストレス」によって自律神経が乱れまくっていたのです。

しかし、自律神経についていろんな研究をして知識や経験を得てくると、同じ雑用でも取り組み方や受け止め方が変わってきます。

今の私は**「いろんな雑用をやってきてよかった」**と本気で思うことができます。

いわゆる医師の仕事だけをやって、雑事をやらずにここまできたら、私はこうして本を書くことなどありませんでした。専門的な医学書を書くことはあっても、一般の人向けに自律神経やストレスについて語ることなどあり得なかったでしょう。

経験的にそう思うからこそ、今現在、さまざまな雑事に追われることがあっても**「この経験が意外なところで役に立つんだろうな」**と冷静に受け止めることができます。

その気持ちになれてしまえば、交感神経が過度に上がったり、イライラして副交感神経が下がることもありません。

自律神経のバランスが保たれ、トータルパワーが落ちないので、仕事の効率も上がりますし**「雑事こそ、ゆっくり、ていねいにやるべき」**と知っているので、心身の状態を正しくコントロールしたまま、ストレス要因に向き合うことができます。

「会いたくない人」とも積極的に会う

「人と会う」についても同じです。

あなたにも「会いたい人」がいれば「会いたくない人」もいるでしょう。

しかし、仕事やその他の事情で会いたくない人にも会わなければいけない。これも、かなりのストレスです。

当然私にも「会いたい人」もいれば「会いたくない人」もいます。「気が合う人」と「苦手な人」と言い換えることもできます。

でも、「会いたくない人に会う予定」が自分にとってストレスになるときちんと認識していれば、その日の朝から「今日は、特に自律神経が乱れないようにしよう」と意識できます。

食事や呼吸、時間の使い方、軽い運動などさまざまな対処法を用い、状態を整えた上で「会いたくない人」に会うことができます。

そうやって準備を整えている時点で、体の反応は大きく違ってきます。

また、これは誰もが経験していることだと思いますが、会いたくない人でも「会ってみると、けっこういい人だった」とか「話してみれば、わかってくれる部分もあった」と感じることは多いのではないでしょうか。あるいは、「嫌な人ではあったけど、自分なりにコミュニケーションをとることができた」「なんとか仕事の話をまとめることができた」などの感想を抱くこともあるでしょう。

そうやって振り返ってみると、**会いたい人と会ったときより「会いたくない人」「苦手な人」と会ったときのほうが、後々の達成感や満足感が高いケースも多い**のではないでしょうか。

この経験により、この先似たようなストレス要因に出合ったときの受け止め方が変わってきます。

私はそのことを経験的に知っていますし、ストレス耐性が強くなると自律神経が乱れにくくなり、それだけ自分が鍛えられることを実感しているので、「この人とは会いたくないな」「ちょっと面倒だな」と思う人とでも臆することなく、むしろ積極的に会うようにしています。

「慣れない仕事」こそ正のストレスとして受け止める

「苦手な人に会う」と同様、**「自分にとって慣れない仕事」**も受け止め方によっては負のストレスにも、正のストレスにもなります。

たとえば私の場合、ある時期からテレビ、ラジオに出演する機会が増えました。以前は夕方のテレビのニュース番組に準レギュラーという形で定期的に出演していました。

ストレスの大小だけで言えば、メディアの仕事など受けないほうがはるかに楽です。

しかし、そんな不慣れな、ストレスフルな現場を経験するからこそ、医師という狭い世界では味わえなかった体験をすることができました。そうやって自分の脳や細胞、さまざまな器官が鍛えられ、活性化されてきました。

程度の大小はあるにせよ、どんな人にもプレッシャーのかかる仕事はあるでしょう。当然、多くのストレスを抱えることになります。

しかし、そんなときこそ**「これを正のストレスにするんだ」「自分の経験値として、成長する糧にするにはどうしたらいいか」の意識を持ってください。**

その意識を持って体調をコントロールしたり、自律神経を整える準備をしていれば、ストレス要因そのものは同じでも、あなたが受ける影響は180度違ってきます。

仕事が退屈なら脳に「正しいストレス」をかける

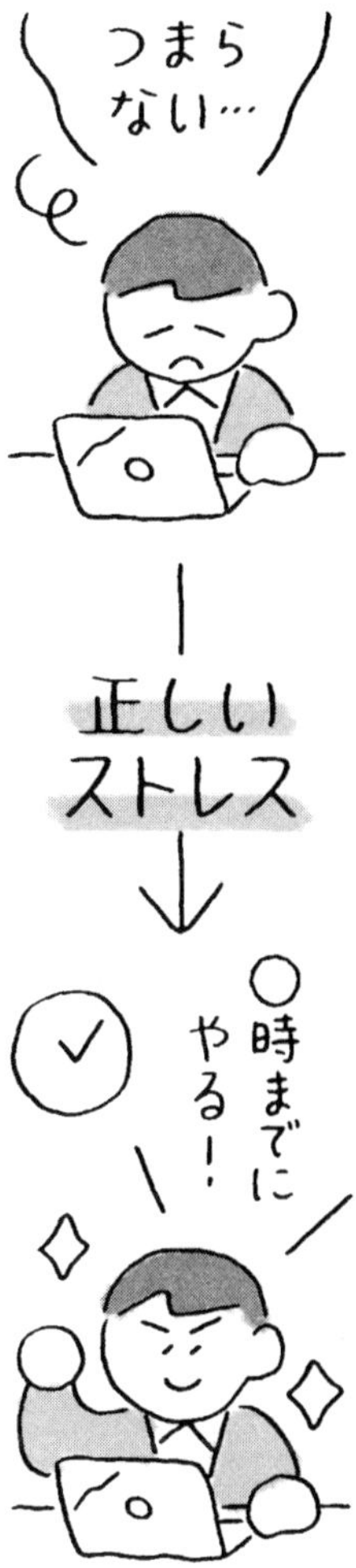

これは**「退屈な仕事」**についても同じことが言えます。

たとえば、お客さまが来たときにお茶を出す仕事があったとしましょう。

その「お茶を出す」ことを「嫌で、退屈な仕事」「誰でもできる、無意味な仕事」ととらえてしまったら、負のストレスになることはほぼ間違いありません。

そんなときこそ「どうしたら、この仕事を正のストレスに転化できるか」を考えます。

たとえば「どうしたらおいしいお茶が淹れられるか」を考えるだけでもいいでしょうし、「お茶を出すタイミングを工夫する」「季節によって出すお茶の種類を変える」など意識の持ち方によって「仕事の印象」は大きく変わってくるものです。

よく、ルーティンの仕事を「退屈で、つまらない」「それがストレスになる」と言う人がいますが、私からすると、それならもっと頭を使って、脳に正しいストレスをかけるべきだと感じます。

「どうしたら、より質の高い仕事ができるか」を考えるのもひとつの手ですし、「○時までに、これだけやる」と自分なりにデッドラインを決め、それを達成したら、今度はさらに時間短縮を目指すなどの方法もあります。

「退屈で、つまらない」と感じている人はストレスが足りないのです。

「退屈なのがストレスだ」なんて非生産的なことを言う前に、ちょっと自分で工夫をして、「正しいストレス要因」を生み出すことをオススメします。

「正しいストレス要因」によって自律神経のトータルパワーがアップすれば、それだけ仕事の効率は上がりますし、体調もよくなり、気持ちにも張り合いが出てきます。

ぜひ、本書を読んだあなたには「正のストレス」「負のストレス」という発想で、ストレス要因と上手につきあい、自らの健康とスキルアップに役立てて欲しいと思います。

第三章

マイナスをプラスに変える「習慣と具体策」

キーワードは「動く」「流れを変える」「決める」

いよいよ第三章以降はストレスの具体的な対処法を数多く紹介していきます。

ただし、これらはストレスをなくすための方法ではありません。

ストレスには「正のストレス」と「負のストレス」があるので、いかにして「正のストレス」にするか。そのための対処法です。

ストレス要因に出合ったとき、過度に交感神経がアップし、副交感神経が下がってしまう状態にならないようにするにはどうしたらいいか。そんな考え方が大切です。

そこでまず取り上げたいのが次の3つのキーワード。

「動く」

「流れを変える」

「**決める**」です。

本書では、交感神経、副交感神経がともに落ちてしまっている人が無気力になる話、あるいはストレスを受けることで無意識にネットニュースをだらだら見続けてしまうなどのケースを紹介しました。

これらの状態を改善するのに、**もっとも大事なのは「動く」こと**です。

立ち上がってストレッチをする、階段を上り下りする、意識して呼吸をするなど、とりあえず**何でもいいのでまずは「動く」**。それがとても大切です。

本章ではこの先何度も「動く」というキーワードが出てきますので、意識して覚えておいてください。

「負の連鎖」からはなかなか抜け出せない

次のキーワードは**「流れを変える」**です。

ストレス要因に出合い、マイナスの反応をしてしまうと、その流れからなかなか抜け出すことができません。

たとえば、上司に怒られた場合。

当然、怒りや落ち込みなどの感情が芽生えるでしょう。

このケース、医学的に言うなら、**ストレスとなっているのは「上司に怒られた」事実より「怒る」「落ち込む」というあなた自身の感情のほうです。**

この感情によって交感神経が活発になり、人によっては副交感神経が極端に落ちて血流が悪くなります。脳に十分な酸素やブドウ糖が運ばれないので、思考力は低下し、さらに感情の抑制は利かなくなる。イライラするから仕事が手につかず、さらにパフォーマンスを落としてしまう。

体からのサインとしては、疲れやすくなり、肩がこったり、胃腸の調子が悪くなることもあるでしょう。

不安や怒りがあるので夜になっても副交感神経が十分に上がらず、快適な睡眠がとれないまま翌朝を迎えます。十分な睡眠がとれていない状態（つまりは副交感神経がしっかり上がっていない状態）で朝を迎えると、今度は、体が副交感神経優位から交感神経優位へと切り替わるので、さらに副交感神経の低さが際立ってしまう。

すると翌日もイライラした感情になりやすく、昨日怒られた上司の顔を見るだけで嫌な気分になったり、落ち込んだりしてしまう。仕事の効率はさらに悪くなり、どんどん気力が失われていく……。

このように果てしなく「負の連鎖」が続いてしまい、悪循環から抜けられなくなってしまうのです。

人間は「流れに乗る」のは得意だが「流れを変える」のは極端に苦手

じつは**人間は「流れを変える」のが極端に苦手**です。

反対に「流れに乗る」のは得意なので、調子がいいときにはドンドン前に進んでいくことができます。

先ほどとは真逆の例で、上司に褒められたとします。

すると、気分がよくなって、さらに精力的に仕事に取り組むようになります。

そんなとき、同僚が「○○さん、この仕事もお願いします」と（じつはやっかいな）仕事を頼んできたとします。

このとき、自律神経のトータルパワーが低く、イライラした感情だとしたら「なんで、こんな面倒な仕事、私にやらせるんだ！」とさらに自律神経のバランスを乱すところですが、今のあなたは上司に褒められ、とても気分がいい。トータルパワーが高く、前向きに物事を考える準備が整っています。

すると、「自分は頼られているんだ」と前向きにとらえ、何も気にすることなく「大丈夫だよ。私がやっておくよ」とすんなり引き受けることができます。

「調子がいい」というもともとの流れがあるため、多少面倒な仕事が舞い込んでも、その流れが変わらないためです。

こんな「プラスの流れ」が続いているときは何の問題もありません。

しかし、ひとたび「マイナスの流れ」が始まってしまうと、どんどん「負の連鎖」にはまり、抜け出せなくなります。

そこで大事になってくるのが「流れを変える」アプローチ。

具体的な方法は後にいくつも紹介するので、「動く」「流れを変える」のキーワードをぜひとも心にとめておいてください。

行動が「決まっている」ことが大事

最後のキーワードは**「決める」**です。

自律神経のバランスを整えるにあたり「決める」あるいは「決まっている」はとても大事なポイントです。

たとえば、先ほどの「上司に怒られる」というストレス要因に出合ったとき、たいていの人は怒られた後、自分の席に戻り、怒りを持続させたり、落ち込んだり、反省したりするでしょう。

しかし、残念ながらこのやり方では自律神経は整いません。ほぼ間違いなくトータルパワーは下がっていくでしょう。すると冷静な判断ができず集中もできない。状況もストレスも改善できない「負の連鎖」が始まってしまいます。

ここで私が提案したいのは**「上司に怒られたときは、休憩室に行って水を飲み、ゆっくり深呼吸をする」**というルールを決めておくことです。ルールとして決まっているのですから、問答無用で休憩室に向かえばいいだけです。そのときの感情、状態、自律神経など、余計なことは一切考える必要はありません。ただルールに従えばいいのです。

そのルールが「自律神経を整える」「副交感神経の働きを高める」ものであれば、自然にトータルパワーが上がり、冷静に物事を考えられるようになります。

上司に怒られ、交感神経が跳ね上がっているときにわざわざ「これからどうしたらいいのだろう？」「なぜ、あんな失敗をしてしまったんだろう……」なんて深刻なことを考える必要はありません。

怒られてすぐに反省はしない。

まずは自律神経の状態を整え「考えるのに適したコンディション」をつくってから、思う存分悩めばいいのです。

そのためにも行動や反応を「決める」。

この後もさまざまな「決めごと」「ルール」について紹介していくので、ぜひ参考にしてください。

トータルパワーが落ちているときにやるべき、たった3つのこと

では、具体的な対処法を紹介していきましょう。

自律神経のトータルパワーが落ちているときにやるべきことは何か。医師とし

てこの問いに答えるなら、次の3つに集約されます。

・朝食をしっかり食べる。
・夕食を軽めにする。
・軽い運動をする。

これらはすべてトータルパワーが落ちているときに限らず、日常の習慣として取り入れて欲しいことですが、「ストレスを感じているなぁ」「最近、疲れやすい」「いまひとつよく眠れない」と感じるとき、すなわち「負のストレス」を感じているときには特に意識して生活に取り入れてください。

そもそも、**朝食は「栄養素を補給する」以上に「体にスイッチを**

入れる」目的があります。

睡眠時、体は副交感神経優位になっていますが、この間に内臓が活発に動いているかと言えば、決してそうではありません。

それは刺激がないからです。原則として、副交感神経優位の時間に胃腸は活発に動くのですが、それは刺激（すなわち消化・吸収すべき食料）があるからです。

しかし、正しい食生活をしている人は、胃に食料があまり残っていない状態で睡眠に入り、朝起きたときには空っぽになっています。空腹で目覚めるのは、正しいリズムで食事をしている証拠。

そんな空っぽの胃腸に、刺激を与え、スイッチを入れる意味でもしっかり朝食をとってください。

また、食事（モノを口に運び、咀嚼《そしゃく》する）という作業自体、交感神経を高めます。朝、副交感神経優位から交感神経優位へと切り替える目的においても、きちんと朝食を食べる必要があります。

あえて朝食は牛丼屋へ

たとえば私の場合、仕事が忙しく、自分のなかで「なんだか、調子が悪くなってきたな」と感じたときには、**あえて牛丼屋へ行って朝定食を食べるようにしています。**さすがに朝から牛丼は食べませんが、納豆とご飯、目玉焼きに味噌汁といった比較的しっかりとした朝食を食べるわけです。

ここでのポイントは「あえて行く」ところにあります。

なんとなく調子が悪い時期は正直言ってあまり食欲もありません。睡眠時間が短く、自律神経のバランスも崩れているので「朝食はいらないなぁ」と感じることも多々あります。

しかし、ここで大事なのは「動く」「流れを変える」。

なんとなく流れに任せているると「疲れているから、朝食は軽くしよう」「食欲がないから、食べなくてもいいや」となりがちですが、これでは悪循環が続き「負の連鎖」から抜け出せません。放っておくと、ますますトータルパワーが下がっていきます。

それを知っているからこそ、私は「ストレスを感じ、トータルパワーが落ち気味なときこそ、わざわざ牛丼屋へ出かけてしっかりと朝食を食べる」というルールを自分で決めているのです。

すると、そこで流れが変わります。もちろん、それだけですべてが改善するわけではありませんが、「流れを変えるきっかけ」にはなります。

調子がイマイチなときほど朝食をしっかり食べる。

ぜひ取り入れて欲しい習慣です。

夕食を軽くすると睡眠の質が上がる

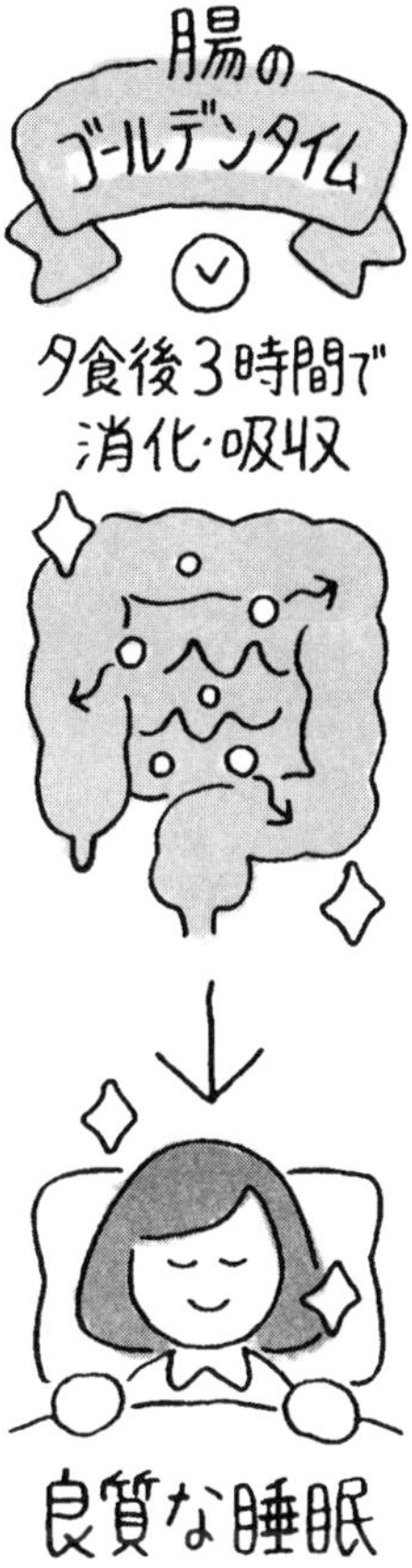

朝食の話に関連して**「夕食を軽くする」**についても説明しておきましょう。すでに述べたように、食事（モノを口に運び、咀嚼する）は交感神経が上がる作業です。

そして食事が終わると、今度はゆっくりと副交感神経が上がり、胃腸の働きが活発になってきます。ここで食べたものを消化、吸収するしくみです。

ただし、食べたものを腸がしっかり最後まで吸収するまでには約6時間かかります。

また、人間の体が食事を終えてから、質のよい睡眠をとれる状態（すなわち、十分に副交感神経が上がった状態）になるまでにも、3時間程度かかります。

つまり、夕食を食べるという「交感神経優位の時間」を過ごした後、ある程度胃腸が栄養素を吸収し、質のよい睡眠を迎えられる（副交感神経が上がった）状態になるまでには3時間かかるのです。

私はこの3時間を**「腸のゴールデンタイム」**と呼んでいますが、このゴールデンタイムをしっかりとった後に眠りにつくことが重要です。

このしくみに則って考えると、夕食をたくさん食べると、2つの意味での問題があることに気づきます。

一つは、たくさん食べれば、それだけ消化に時間がかかってしまう点。

18時に夕食を終えて、23時に必ず寝る規則正しい生活をしている人ならば特に問題ありません。しかし、多くの人の生活は決してそうではないでしょう。もっと夜遅くに夕食をとる人がほとんどではないでしょうか。

23時に夕食をとる人も決してめずらしくありません。

そんな時間に大量の食料を体内に入れてしまうと、胃腸が食べ物を消化、吸収する前に眠りにつくことになります。

本来、睡眠時は体の活動が少なくなり、休息をする時間ですが、胃腸にたっぷりモノが入っていると、消化、吸収の働きを余儀なくされ、眠っている間も内臓が動き続けることになります。

それだけ質のよい睡眠が妨げられます。

睡眠の質が下がると、副交感神経がしっかり上昇しない状態のまま翌朝を迎えることになります。朝は副交感神経優位から交感神経優位に切り替わる時間ですが、睡眠中に副交感神経がしっかり上がっていないままこの切り替えが行われると、その日1日を「極端に副交感神経が低い、トータルパワーが低い状態」で過ごすことになります。

こうやって「負の連鎖」が始まってしまいます。

さらにもう一つ。

ストレスを受けている時期は、ただでさえ副交感神経が下がりがちで、胃腸の活動に支障をきたしているものです。「胃が痛い」「お腹が張る感じがする」などの自覚症状がなかったとしても、副交感神経が下がっていれば、内臓機能は低下しています。

そんなときに大量の食事が入ってくれば、胃腸に負担をかけ、障害を起こすリスクを高めてしまうのは当然です。**ストレスによる「ドカ食い」は、ストレスによって乱れた自律神経を、さらに乱すリスクがある**ことをぜひとも覚えておいてください。

ストレスを感じているときこそ、大事なのは「夕食を軽くし、朝食をしっかり食べる」こと。

それだけでも自律神経のバランスが整い、ストレスに強い「体の循環」をつくることができます。

エレベーターをやめるだけで自律神経は整う

最後にひとつ残っている**「軽い運動」**は「動く」というキーワードにも密接につながっています。

運動といっても、トレーニングウェアに着替え、本格的に体を動かす必要はありません。そんな本格的な運動をすると、かえって交感神経が上がってしまうので、むしろ普段着のまま、階段を上り下りする程度と考えてください。

階段の上り下りは自律神経を整えるのにとても効果的です。

パソコンに向かってじっと座っている状態から、1～2階分の階段を上り下りするだけで確実に血流はよくなります。階段を上り下りするトントントンというリズミカルな動きも自律神経に効果的に作用し、適度に副交感神経を高めてくれます。

余裕のある人は、10分でも20分でも散歩できれば最高ですが、さすがに仕事中にそこまでできる人は希でしょうから、階段を上り下りするだけでも十分です。

ここで大事なのは「決まっている」ことです。

自律神経のバランスが悪いとき（あるいは、悪くなりそうなとき）牛丼屋で朝定食を食べる話はすでにしましたが、これとまったく同じ感覚で**「調子が悪くなったら、ビルの2階分、階段を上り下りする」**と決めておくといいでしょう。

決まっているから、無条件にルールに従う。

これが大事なのです。

通勤時にエレベーター、エスカレーターを使わないとか、この箇所だけは階段を使うなどルールの決め方は自由で構いません。ただ**「ストレス要因に出合ったとき、自分はこうするんだ」という対応策、反応の仕方が決まっていることはとても重要です。**

忙しい時期、あるいはストレスのかかる業務に従事しているときなどには「15時になったら階段を上り下り」とスケジュールに無理矢理組み込んで、その時間になったら強制的に軽い運動をする。

そうやって予定が決まっていれば、否応なしに自律神経を整えられますし、「負の連鎖」を断ち切ることもできます。

「ティータイム」には医学的にも価値がある！

強制的にスケジュールに組み込んでしまうに関連して、海外でよくやるティータイムについても少し触れておきましょう。

私は何年かイギリスの病院で働いていましたが、とにかく彼らはティータイムが大好き。生活のなかに溶け込み、完全に文化として根づいています。

私が経験したケースでは、午前中の11時くらいに15分ほどのティータイムをとって、12時になるとランチ。その後、15時か16時くらいになると再び15分のティータイムをとって17時か18時には帰る。そんな感じでした。

日本人の感覚では「ティータイムばっかりじゃないか」と感じますが、あらためて考えてみると、あの**ティータイムには自律神経を整える大きな効果**があったように思います。

もちろん、そんな医学的、科学的な根拠に基づいて始まった風習ではないでしょうが、彼らは経験的にティータイムの価値を理解しているのでしょう。

そもそも自律神経は一度乱れてしまうと2～3時間は戻らないものです。午前中に何か嫌なことがあって**交感神経が一度跳ね上がってしまうと、それが平常の状態に戻るには3時間程度かかります。**

もしあなたが3～4時間夢中で仕事をして、精神的にも、肉体的にもヘトヘトに疲れ果ててしまった場合、そこで乱れた自律神経はなかなか元には戻りません。

そのように自律神経が乱れきってしまう前に、ちょっとしたブレイクを入れ、適度に整え直してから、また仕事に戻る。

そんな効果がティータイムにはあります。

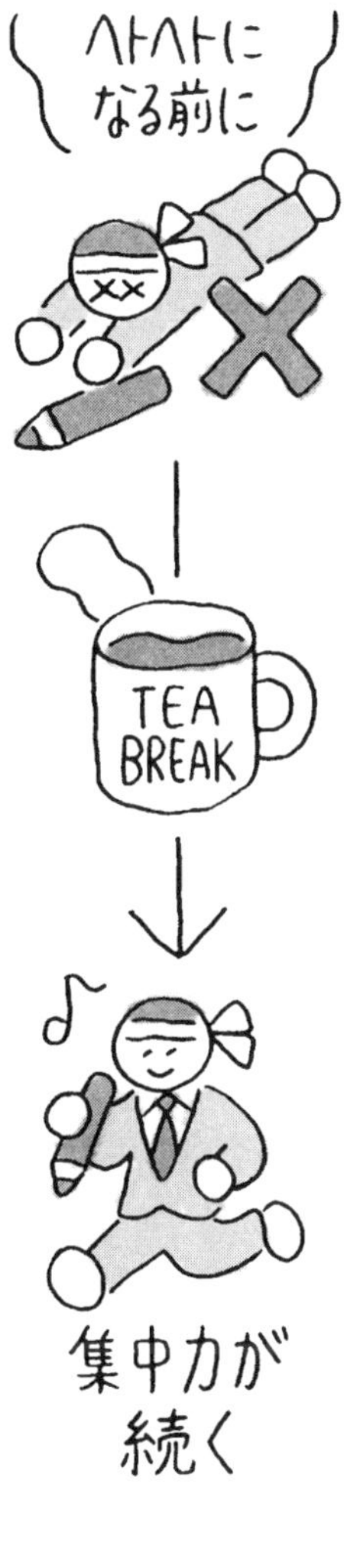

とはいえ、午後3時に「さあ、みんなでお茶でも飲みましょう」なんて言われても、日本人の多くは「今、忙しいから……」「集中して仕事をしてるんだから、邪魔しないでくれ」となるでしょう。それが文化、風習、国民性というものです。

だから、私は「イギリスの文化をそのまま取り入れよう」とは言いません。せめてあなた個人としては、**決まった時間に5分でも、10分でもブレイクを入れ、席から立つ習慣を持って欲しい**のです。

体の構造からいって、そのほうが集中力を持続させることができますし、さまざまなストレス要因に出合ったときにも、よりよい自律神経の状態で向き合うことができます。

調子が悪いときには「1カ所」だけ片づける

続いて紹介するストレス対処法はズバリ**「片づけ」**です。

私が推奨するのは「調子が悪いときに、1カ所だけ片づける」方法。よく「やる気になったときに、一気に片づける」と聞きますが、ストレスの対処法としてはまったく逆。

むしろ嫌なことがあったり、やる気を失っていたり、憂鬱な予定が控えているときこそ、**職場の1カ所だけ**でいいので、そこを片づけてください。

人は流れを変えることが極端に苦手な生物なので、ストレスを受け、副交感神経が下がっているときに「片づけをやろう！」とはなかなか思えないものです。

すると当然、いつも以上に周囲が雑然として、さらに自律神経を乱してしまう。

心身ともに調子がよく、仕事もプライベートも順調なときは多少デスク周りが汚くても問題なく過ごしていけます。そんな元気なときに、わざわざ周囲の片づけをする必要はありません。

いい流れに乗って、やるべき仕事をバリバリやればいいのです。

だから、私も調子がいいときほど、部屋も、デスク周りもちらかっています。そんなことはまったく気になりませんし「どんどん仕事を進めたい」との思いのまま働いていています。

しかし、**憂鬱なスケジュールが続いたり、心身ともに疲れてくると、ちょっとずつ片づけをする**ようにしています。「今日は引き出しの一番上、明日は二番目」「来週は本棚の整理」という具合に少しずつ片づけます。

自律神経のトータルパワーが落ちているとき、自分の研究室に帰ってきて「ああ、片づいているな」「きれいになってるな」と感じられれば少しは気持ちが落ち着き、それだけで副交感神経は上がってきます。

だから、私は**調子が悪いときほど、その流れを断ち切るために、**

ちょっとずつ片づけているのです。

ただし、「あそこもやろう、こっちもきれいにしよう」と気合いを入れ過ぎると、交感神経が過剰に上がり、自律神経のバランスを乱す原因にもなるので注意してください。

最近はイマイチ調子が悪いから、一カ所だけ片づけて帰ろう。そんな些細な習慣が自律神経を整えてくれるのです。

「自分の心と体の状態」と「片づけ度合い」は反比例するのが正しい

一カ所だけ片づけるのは「この後、憂鬱な予定が待っている」ときにもオススメです。

「先の予定が気になって、今が楽しめない」という話はすでにしましたが、そんなタイプの人は何かをやろうとしてもロクに集中できないでしょうし、考えれば考えるほど不安が増大するばかりです。交感神経が上がり、副交感神経がレベルダウンするので、血管は収縮し、血圧が上昇するなどいいことはありません。

そんなときは「引き出しの片づけでもしよう」と決めてしまい、何も考えずにただ片づける。体を動かして整理整頓をするのが理想ですが、パソコン内の不要なデータやファイルを整理するだけでも効果はあります。

調子のいいときは多少ちらかっていてもOK。
調子が悪いときほど、一日一カ所ずつ片づけていく。

「自分自身の心と体の状態」と「周囲の片づけ度合い」が反比例するのが、医学的には正しいストレスとの向き合い方です。

調子が悪いときほど人と会う予定を入れて「流れを変える」

「動く」「流れを変える」双方の意味において、私は**「ちょっと調子が悪いな」「自律神経が乱れ気味だな」と感じるときほど、人と会う予定を入れる**ようにしています。

人と会うにはどうしたって動かなければなりません。

「強制的に動くためのスケジュールを組む」話はすでにしましたが、そのレベルアップ版が「人とのアポを入れてしまう」です。

きっと多くの人が「調子がイマイチのとき、人と会うのはさらにストレスを増やしてしまう」と感じているでしょうし、「面倒だな」「こんなアポ入れなければよかった……」と感じることも多いでしょう。

しかし、そこで思い出して欲しいのが「流れを変える」意識。

トータルパワーが落ち、何をするにも面倒だと感じているとき、その思いに流されていたら、いつまでたっても「負の連鎖」から逃れられません。ますます状態が悪くなる一方です。

だから、少し無理矢理にでも人と会うことが大事なのです。

そもそも、人と会うと交感神経が上がります。自分一人でいるときより、外部からの刺激を受け、活動的になるからです。

交感神経が下がり、無気力になっている人は特に、多少無理をしてでも人に会うのはいい方法です。人と会って、話していれば自然に交感神経は上がってきますし、親しい間柄の人とリラックスした時間を過ごせば、副交感神経にもいい影響を及ぼします。

だから、私は**「ちょっと調子が悪いな」と些細なサインを感じたら、積極的に人と会う**約束をしてしまいます。

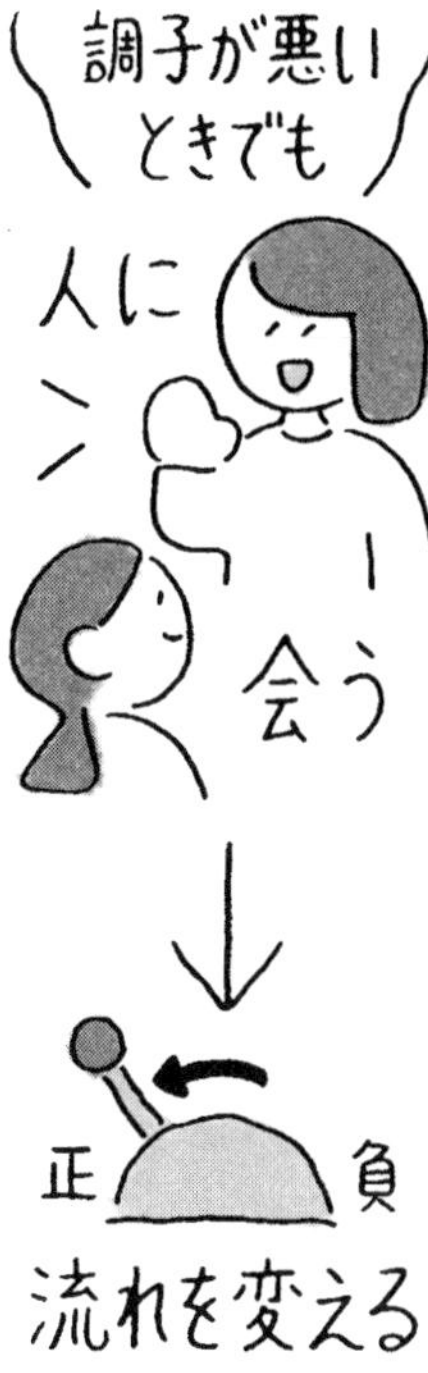

調子が悪いときでも
人に
会う
正
負
流れを変える

やや荒療治な側面もあるので「絶対にやりましょう」とオススメするものではありませんが、「人と会う」のは、会うまでは面倒でも実際会ってみると「話せてよかった」「気分転換になった」と感じることが非常に多いのです。

また、自律神経は人に伝染するものです。

職場で、上司がピリピリしているとその空気が部下たちに伝染していくでしょう。上司の自律神経の乱れが、周りにも影響している証拠です。

反対に、あなたのトータルパワーが落ち気味のときでも、元気で、前向きな人と話をすれば、いい影響を受け、あなた自身の自律神経も整います。

その際「誰と会うのか」は若干吟味したほうがいいですが、トータルパワーが落ちているとき「面倒だから、誰とも会わない」のは引きこもりの始まりです。意識して動くことが肝心です。

あなどれない「パワースポットに行く」という行動

気持ちが落ち込んだときパワースポットに行くようにしている。そんな人も案外多いのではないでしょうか。

これも自律神経を整える正しいやり方です。パワースポットに行って「いい気」をもらうのはもちろん素晴らしいのですが、何より「動く」ことに価値があります。

神社でも、森でも、滝でも、ビルの屋上でもどこでもいいので

「気持ちがいいな」と思える場所に出かけて、深呼吸をして、ゆったりとした時間を過ごす。それだけで間違いなく副交感神経は高まり、体の状態はよくなっていきます。

ちなみに、深呼吸をする（特にしっかり息を吐く）だけで、瞬時に副交感神経が高まり、自律神経のバランスが整うことは多くの実験でも証明済みなので、**パワースポットに行ったら、思いっきり深呼吸**をしてください。

本書の冒頭でも「ストレスをメンタルで処理しない」話をしました。

嫌なことがあると、それに心が支配されてしまいます。考えたくないのについ考えてしまう。そんなループにはまってしまう人も多いでしょう。

そんなとき、まずやるべきは「問題を何とかしよう」「気持ちを何とかしよう」ではなく、「体の状態をよくする」アプローチです。

ストレスを抱えて「辛いな」「疲れたな」と感じるときこそ、お気に入りの場所に行って、1時間でも気持ちのいい時間を過ごしてください。確実に体はリセットされます。

もちろん、それだけで問題が解決するわけではないでしょう。

しかし、何ひとつ解決しなかったとしても、それを受け止める体の準備が整い始めます。これがとても大事なのです。

一般的には「気力が充実しているからジョギングする」「気分がいいから散歩をする」人が多いと思いますが、自律神経を整える目的からすると、ぜひとも逆の発想で、調子が悪いときほど散歩をして欲しいと思います。

誤解のないように言っておきますが、気力が充実しているときにジョギングするのも、気分がいいときに散歩をするのも悪いことではありません。ぜひとも続けて欲しい習慣です。

ただ、そういう人たちは「調子が悪いときは家で寝ている」「気分が乗らないので、家でだらだら過ごしている」とならないように注意してください。

大事なのは「悪い流れを断ち切ること」。

調子がいいときに活動的になったり、積極的になれるのは当たり前。

調子の悪いときにこそ、その流れを断ち切り、いい流れをつくるきっかけとして散歩をしたり、ジョギングしたりしてください。

あるいは「今日は気が重い会議がある」など憂鬱な予定がある朝にこそ、軽い散歩をしたり、お気に入りのカフェでゆったりした時間を過ごすことがおすすめです。

雨の日は「設定時間」を短くする

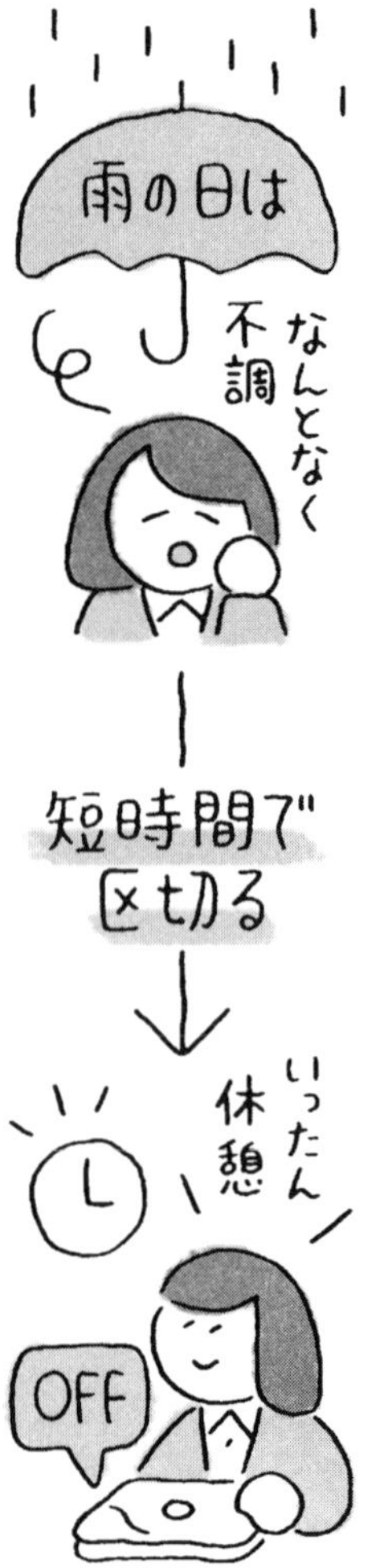

自律神経のバランスが悪かったり、トータルパワーが落ちているときは**時間の使い方にも少し気を配って**ください。

私はプロ野球球団でコンディショニング・アドバイザーもしていますが、たとえば雨の日の練習はいつもより時間を短く設定するよう助言しています。

雨の日はそれだけでトータルパワーが低下する傾向にあります。

雨そのものの影響もありますが、低気圧が近づくと空気中の酸素濃度が下がり、それに反応して人の体は副交感神経が高まります。体が自然に「休むモード」に入っているのです。

野生の動物たちを見れば一目瞭然で、そもそも動物は雨の中で活発に活動しません。

雨が降ったら、洞窟や木の下など雨風がしのげる場所に入り、ゆっくり休むのが自然の姿です。

人体にも当然そのしくみが組み込まれていて、**雨が降る（低気圧が近づいてくる）と、自律神経は「休息モード」に入っていきます。**

経験的に「雨の日はよく眠れる」と感じている人も多いと思いますが、それは単に気持ちの問題ではなく、体のしくみからいって当然なのです。

だから、雨の日はなんとなくやる気が出なかったり、ぐったりしてしまいます。自然の摂理から言えば、雨の日は活動を停止するのが一番ですが、さすがにプロ野球選手が「雨が降ったら練習中止」というわけにはいきませんし、一般の人だって「雨の日はダルいから休む」なんて許されません。

そこで私は**「雨の日は設定時間を短くする方法」**を提案しています。

通常、野球選手は2時間、3時間は練習しますが、雨の日は自律神経のコンディションからいって、そのくらいの時間をやろうとすると、どうしても気力がなくなり、集中力も散漫になります。

結果として、価値ある練習になりにくく、ケガのリスクも高まります。

だから、最初から**「1時間だけきっちりやる」**と決めて、「この1時間だけ集中して、終わりにしよう」と意識します。

そのように**短い時間設定をすると、集中力は上がり、その間は高いパフォーマンスが維持できます。**

「仕事内容」で区切らず「時間」で区切る

これは何もスポーツ選手に限った話ではありません。

普通にオフィスで仕事をしている人でも「雨の日でイマイチ気分が乗らないな」という日は短く時間を区切り、それが終了したらひと息入れるスケジュールを意図的に組んだほうがいいでしょう。

たとえば「45分だけ集中して資料づくりをして、その時間が終了したらお茶を飲みに行く」と決めてしまうのです。

多くの人が**「ここまでやったら休憩しよう」と「仕事の区切り」でスケジュールを組みがちですが、雨の日などトータルパワーが下がっているときにこのやり方は不向き**です。

結局は、生産性の低いコンディションのままだらだらと仕事を続けることになり、かえってストレスが溜まります。

そういう日こそ、**時間で区切る。それも短い時間で区切る**ことがポイントです。

雨の日に限らず、連休明けでイマイチ仕事モードに入りきれないとき、なんとなくやる気が出ないときなどにオススメの方法です。

飲み会ではとにかく「沈黙」

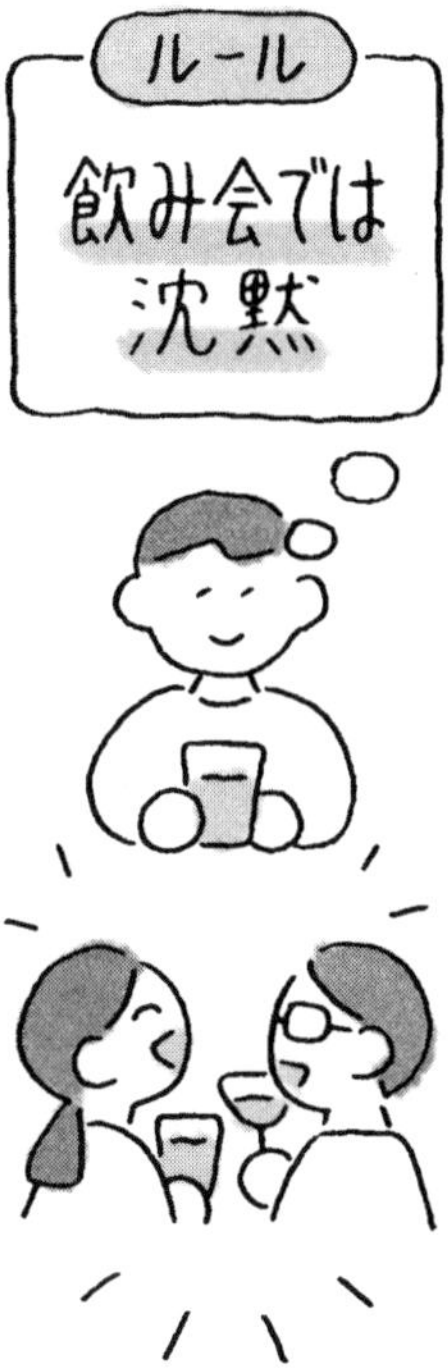

さらにもう一つ、私も実践しているオススメのストレス対処法を紹介しておきましょう。それは**「沈黙」**です。

会議でも、飲み会でも、友人と会っているときも「余計なことはしゃべらない」と自分でルールを決めてしまう。

「なんだ、そんなことか」と思う人もいるかもしれませんが、この「黙っている」と「決まっている」こそ余計なストレスを軽減させるコツです。

誰にでも経験があると思いますが、**人間関係のトラブルのうち半分く**

らいは「余計なことを言ってしまった」ではないでしょうか。

たとえ、あなたの言ったことが正しかったとしても「あんなこと言うべきではなかった」「相手を傷つけてしまったのではないか」「気分を害したのではないか」と無用なストレス要因を自分から作り出してしまっています。

そんなことなら最初から黙っているに限ります。

実践してみるとわかりますが、「黙っている」とルールにして決めておくと、圧倒的に余計なことを言わなくなります。

最近は減りましたが、私にも、仕方なく出席している食事会、飲み会はたくさんありました。はっきり言って、これらの会合は大きなストレス要因ですが、そんな席では「沈黙する」と自分で決めています。もちろん、話しかけられればにこやかに会話をしますし、質問されれば答えます。

ただし、**原則として自分から余計なことは話さない。**

「沈黙」を実践してみると、これまでいかに自分がどうでもいいことを話し、それがストレスになっていたかに気づきます。誰かの意見に反論してみたり、余計なアドバイスを与えたり、無用な知識をひけらかしたり、しなくてもいい自慢話を披露してしまうなど、そんなことばっかりです。

それがあなたにとって快感であり、ストレス発散になるなら（周りの迷惑は別にすれば）特に問題ありません。

しかし、たいていは「ああ、あんなこと言わなければよかった」「黙っていればよかった」と後悔するものです。

仕事ではいろいろと話さなければいけないケースも多いでしょうが、その後の**飲み会、懇親会、食事会、ランチなど、いわゆるオフの場面では「沈黙する」**と自分で決めて、実践してみてください。

「今日も1日、余計なことをしゃべらずに済んだ」とその日を振り返ると、なかなか気分がいいものです。

慣れてくると「沈黙」によって自律神経が安定していることに気づきますし、

周りの人が「どれだけ余計なことをしゃべっているか」を冷静に観察できるようにもなります。

「今日のストレス」を一人でブツブツ吐き出してしまう

ストレスの対処法としてさらに紹介するのは**「独り言をブツブツしゃべる方法」**です。

前の項目で紹介した「沈黙」とはまったく逆で、一人になったら「今日、どんなことがあったのか」1日の総括をブツブツしゃべります。言わばこれは「書かない日記」です。

1日の終わりに日記を書くのもオススメですが、「日記を書くのは面倒」という人は、3分間と時間を決めて、今日の出来事をブツブツ話すだけでも価値があります。
そこで話して欲しいのは次のような内容です。

・今日1日、一番のストレスって何だった？
・どうしてストレスだと感じたのだろう？　何が嫌だったのだろう？
・ストレス要因に対する対応策として、どこがよかった（悪かった）のだろう？
・次回からはどうすればいい？

そんなことを自問しながら、1日の総括をブツブツ話せばいいだけです。

何も生真面目にやる必要はありません。状況を整理したり、ちょっとした解決策を見つけることも大事ですが、ここでは「真剣に考えて最高の解決策を導きだそう」なんて発想は不要ですし、30分も、40分も続ける必要もありません。

目的は「吐き出すこと」。


相談でも、カウンセリングでも「解決策は見つからなくても、聞いてくれただけですっきりした」というでしょう。それに近い感覚です。

誰かと話をしなくても、毎日3分間、1日の総括をブツブツ話すだけでOK。寝る前の時間を使ってもいいでしょうし、お風呂に入りながらでも構いません。一人になれるのであれば、帰り道、駅から家までの移動時間を使ってもいいわけです。

ストレスとの向き合い方として、もっともよくないのは「止まってしまう」こと。そう考えると、しゃべるのも小さな動きの一つです。

しゃべっていれば、それだけ呼吸もしますし、吐き出しているうちに気持ちも落ち着いてきます。

「一番のストレスって何だったのだろう?」「それって、どうして嫌だったのだろう?」「何が本当のストレスなのだろう?」と自問するのは、感情的にイライラしたり、落ち込んだりするのとは違い、冷静に、客観的になれる問いかけでもあります。

ストレス要因に対し、交感神経を高め、感情的に反応するのではなく、副交感神経を落とさず、冷静に向き合うトレーニングをする意味でも「ブツブツ総括をする」はオススメです。

第四章

トータルパワーを高めれば人生に「いい循環」が生まれる

自律神経を整えるだけで病気が逃げていく

自律神経のバランスがよく、トータルパワーが高いことで得られる効果として真っ先に挙げられるのは何と言っても**「病気になりにくい点」**です。

自律神経のバランスを崩し、副交感神経が下がってしまうと、血管が収縮し、体の隅々の細胞まで血液が届きにくくなります。すると、細胞に必要な栄養素、酸素などが不足してしまいます。

ちなみに、人間の血管の長さをご存じでしょうか。

人間の血管は合計すると10万キロメートルにも及びます。これは地球2周以上の長さ。

それほど長い血管の隅々まで血液を十分に届けるのは、とんでもなく大変な作業です。私たちの体のなかではそれほどすごいことが行われているのです。

その血流、血管の動きをコントロールしているのが自律神経。自律神経を整えること、トータルパワーを高めることがいかに大事かわかっていただけるでしょうか。

40代から増加する生活習慣病の予防にも、自律神経ケアは重要です。たとえば、高血圧の人でも、高脂血症の人でも、糖尿病の人でも、自律神経のバランスを整え、下がっていた副交感神経を上昇させれば、それぞれの症状は大きく改善されます。

血管が拡張し、血流がよくなることにより、体の隅々まで良質な血液が運ばれ、それぞれの細胞が正しく活動を再開する。それにより、さまざまな症状が目に見えて改善していきます。

糖尿病の患者さんのなかには壊疽《えそ》という恐ろしい合併症を発症し、脚を切断するケースもありますが、これも末梢血管への血流低下が大きな要因の一つとなっています。そこまで深刻でないとしても、血流が悪ければ肩こりがひどくなったり、冷え性になることは多くの人が経験的に知っていると思います。

自律神経次第で免疫力もアップする

副交感神経が低下すると、リンパ球の働きが鈍くなり、免疫力が下がることも研究によって証明されています。

疲れているときは風邪をひきやすい。多くの人が経験的に感じているでしょうが、これもトータルパワーの低下（特に副交感神経の低下）が関係しています。

40代、50代はただでさえ副交感神経が下がってきているのに、仕事が忙しく、帰ってくるのが遅くなる。そのせいで夕食の時間がずれこみ、寝るのが深夜1時、2時になる。布団に入ったはいいが、仕事のことが気になって寝つきが悪く、質のよい睡眠がとれない。その結果、睡眠時に副交感神経を十分上げることができず、副交感神経が低い状態のまま翌朝を迎えることになる。

まさに悪循環、負の連鎖のスタートです。

そんな生活を続けていれば、ますます免疫力が落ち、風邪やその他のウイルスに感染しやすくなるのも当然です。

加えて、副交感神経の低下によって内臓の活動も低下しているので「胃が痛い」「胸がムカムカする」などの症状を訴える人も多くなるでしょう。

このように自律神経のバランスが崩れ、トータルパワーがダウンするのは百害あって一利なし。

しかし、ここで発想を切り替えて欲しいのです。

「自律神経のトータルパワーを高めよう」「自律神経のバランスを整えよう」と意識し、本書で紹介するような対処法を実践すれば、それだけで免疫力はアップし、病気、不調のリスクが避けられます。

あなたが「負のストレス」によって受けたダメージを放置せず、「負の連鎖」を断ち切る意識さえあれば、いくらでも体の状態をリカバリーすることができるのです。

優れたリーダーの条件はズバリ「トータルパワーが高いこと」

トータルパワーの高い人は感情のコントロールができるので、**人間関係がうまくいきやすい**のも大きなメリットです。

職場でも、プライベートでも、すぐ怒る人、感情的になる人は敬遠されるもの。ましてそれが上司だったり、プロジェクトのリーダーだったりしたら、周囲の人たちに信頼されるわけがありません。

だから、私は経営者、経営幹部、マネジャークラスの人たちには特に「自律神経を整え、トータルパワーを高めることは大事ですよ」と訴えています。健康面のみならず、人間関係構築、マネジメントの側面でも重要なのです。

いいリーダーの条件として「柔軟だ」「信頼できる」「人間性がいい」「物事に動じない」などいろんなことが言われますが、医師の立場からすれば、それらはどれもあいまいでよくわかりません。

医師である私が、あえて**いいリーダーの条件を挙げるとしたら、間違いなく「自律神経のトータルパワーが高い人」**です。

この種の人は、適度に交感神経が高いので仕事へのモチベーション、やる気が十分にあります。同時に、副交感神経も高いので、物事を冷静に考えたり、感情をコントロールすることにも長けています。厳しい状況に置かれても、慌てたり、動揺したりすることなく、正しい判断を下せる（少なくとも、体はその準備ができている）点も見逃せません。

自律神経のトータルパワーが高い人は、まさにリーダーにうってつけです。

そのほか、常に安定した、高いパフォーマンスが発揮できるのも特筆すべき長所でしょう。

あなたの職場でも、本当に仕事ができる人はモチベーションが高い一方で、どこか落ち着いて、淡々とした印象を周囲に与えていませんか。前向きな言葉を発しつつも、どこか穏やかな話し方をするとか、トラブルが起こったときにも笑顔を絶やさず、冗談で周囲の空気を和ませるなど、いわゆる**「一流の落ち着き」**をまとっているものです。

40代、50代は、人生経験、仕事のキャリアから言っても「大人の落ち着き」を持ち合わせるべき年代です。

しかし一方では、副交感神経の働きが低下し、感情をコントロールしたり、安定したパフォーマンスを発揮しにくくなる世代でもあります。

周囲から尊敬される大人、信頼される上司、多くの人から期待されるリーダーになるためには、何よりもまず「自律神経のトータルパワーが高いこと」が必須条件だと私は考えます。

そのことを理解したうえで、若い頃とはちょっと違う健康意識を持ち「いかにして自律神経のトータルパワーを高められるか」を考えてみてください。

年齢を重ねれば重ねるほど、自律神経の状態の差が、いわゆる「人格の差」「人間性の差」として表れ、ひいては「周囲からの評価の差」となっていくのは間違いありません。

自律神経の「伝染力」で仕事の効率がどんどんアップ

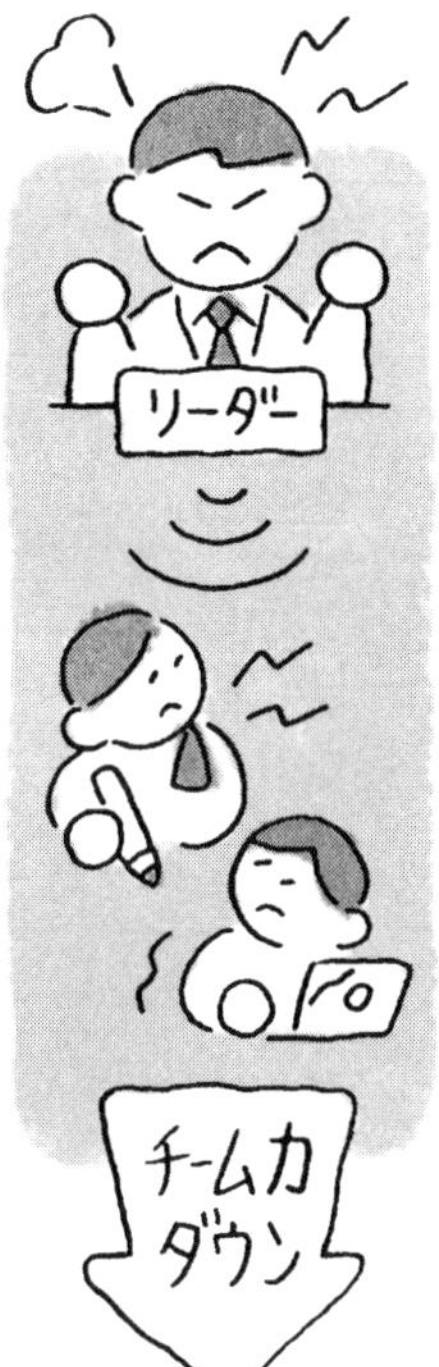

優れたリーダー、マネジャーの話に関連して、自律神経の伝染力についても触れておきましょう。

自律神経の状態は、とても簡単に周囲に伝染していきます。

たとえば、電車に乗っているとき「なんだよ、バカヤロー」と大声でケンカが始まったら、周囲の空気も一気に緊張するでしょう。その瞬間、ケンカをしている本人はもちろん、そこに居合わせたすべての人の交感神経が上がり、血管が収縮し、血流が悪くなっています。

それは職場でも同じこと。

いつもカリカリしている上司がいると**「なんとなく落ち着いて仕事ができない」「あの人が来ると、緊張してかえって集中できない」**なんて感じることがあるでしょう。

その上司の自律神経のバランスの悪さが伝染し、部下たちの自律神経をも乱し、結果として生産性を落としているのです。

カリカリした上司に限らず**「いつもやる気がなさそうに、だらだら**

している人」がいると、その人のせいで周りの人も自律神経のトータルパワーが落ち、グループ全体に「だらだら感」が蔓延することもよくあります。

自律神経の伝染力、感染力は意外にバカにできないのです。

もし、あなたがリーダーやマネジャーとしてチームのパフォーマンスを高めたいと思うなら、まずはあなた自身が最高の自律神経の状態をつくることから始めるべきです。

適度な交感神経と、高く安定した副交感神経をキープする。

その状態をキープできれば、あなたの仕事の仕方、仕草、表情、ストレス対応、感情のコントロール法まですべて変わってくるはずです。

そして、その**いい流れがチーム全体にも広がっていきます。**

私の病院にも、いつも自律神経の状態が安定し、とてもいい雰囲気をたたえているを優秀なナースがいます。その人がいるだけでチーム全体の状態がよくなり、ひいては病室の空気もよくなります。

そんな（チームとして自律神経が整っている）状態で患者さんを迎えれば、当然患者さんの自律神経も整います。

私は患者さんを迎えるとき、笑顔で、エンカレッジ（勇気づけ）することを大事にしていると述べましたが、そのナースが一人いることで、その目的の一部をすでに達成しています。

じつにすばらしく、ありがたい存在です。

そもそも病院とは、さまざまな病気を抱え、不安や恐怖を抱いた人が大勢やってくる場所です。同時に、スタッフは忙しさと多くのストレス要因を抱え、ただでさえ「負の連鎖」が起こりやすい場所なのです。

そんな場所にあって、自身のトータルパワーが高く、周囲に好影響を与え、チームの雰囲気を一変させるナースはまさに宝のような存在です。

病院に限らず、忙しく、厳しい職場であればあるほど、トータルパワーが高く、周囲の人たちの自律神経まで整えてしまう人材はとても貴重です。それがリーダーであればなおさらです。

自身の自律神経を整え、トータルパワーを高めることで、ぜひあなた自身がそんな「貴重な存在」「チームの宝」になって欲しいと思います。

「老けない若々しい体」も手に入る

トータルパワーが高いことで得られる効果として、最後に**「見た目」「ルックス」**についても述べておきましょう。

自律神経の状態が整っている人はいつまでも若々しくいられます。よく美容関係の話題で**「腸内環境を整えると肌つやがよくなる」**と言いますが、これこそまさに「美容のために自律神経を整えましょう」と言っているのと同じです。

自律神経が整えば、胃腸の調子がよくなり、腸内の善玉菌が増え、栄養素を正しく吸収できるようになり、血液の質が上がります。それでいて副交感神経も高いので、血管は適度に拡張し、体の末端にある末梢血管にも栄養素が十分に届くので肌の状態も確実によくなります。

暴飲暴食をしたり、寝不足だったりすると、肌が荒れたり、ニキビができたりするのは自律神経の乱れが大きな原因の一つです。

女性はもちろん、男性にとっても「若々しい見た目」は大事です。

過度に若作りをするのではなく、体の内面から健康体をつくって、自然な若さを手に入れる。医師としてもぜひとも推奨したいところです。

さらにもう一つ、自律神経が整い、**腸内環境がよくなると太りにくくなる**効果も見逃せません。

そもそも腸内環境が悪いと、栄養素をうまく、十分に吸収できなくなります。「栄養を十分に吸収できないなら、むしろ痩せそうじゃないか」と思った人もいるかもしれませんが、それはまったく逆です。

腸で正しく栄養素を吸収できないと、代謝されなかった栄養素は脂肪として体内に蓄えられてしまいます。本来なら、腸で正しく吸収され、良質な血液として全身の細胞に送られるべき栄養素が、脂肪として残ってしまう。それが皮下脂肪や内臓脂肪として、どんどん溜まってしまいます。

これでは太るに決まっています。

体質や筋肉量などさまざまな要素が関係しているとはいえ、自律神経のバランスがよく、腸内環境のいい人ほど食べても太りにくいものです。

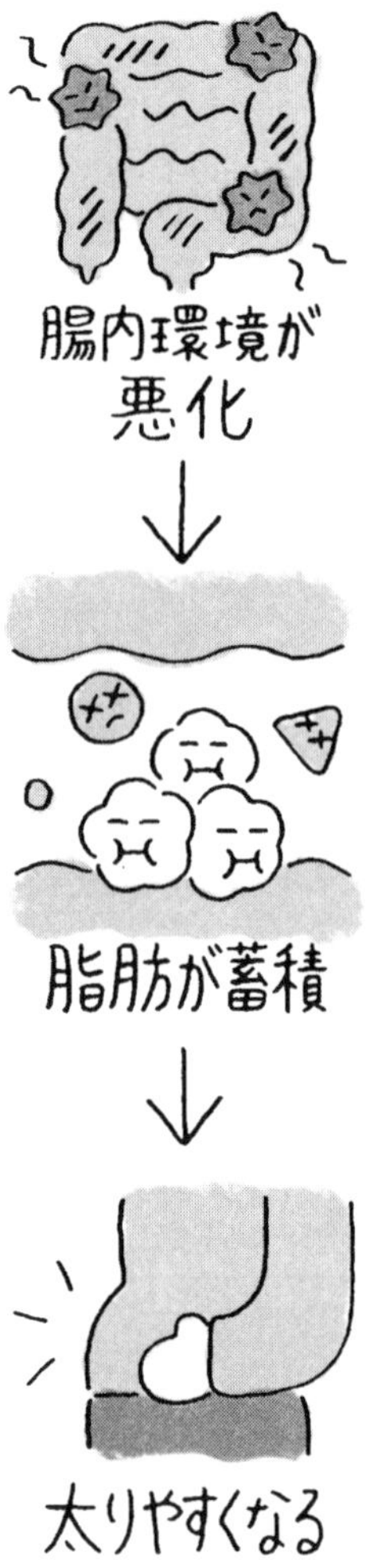

30代、40代になって基礎代謝も減り、副交感神経も低下した中年の方たちが太りやすくなるのは、じつは当たり前なのです。

その流れ（ある意味では「負の連鎖」）を断ち切るためにも、少しだけ生活を見直して、自律神経を整える習慣、トータルパワーを高める対処法を取り入れてみてください。

ちなみに「食べたあとすぐ寝ると太る」のも、腸が栄養素を正しく吸収できないのとつながっています。

食べたあとすぐ寝てしまうと、血糖値が十分に下がらず、脂肪として残りやすくなります。食べ物を摂取したあと、胃腸で消化し、栄養素を吸収するまでには、最低でも3時間ほどかかります。

ところがその前に寝てしまうと、腸が消化・吸収し、体中の細胞に送るはずだった栄養素が、そのまま脂肪として残ってしまうというメカニズムです。

私は自律神経のトータルパワーが落ちているときにやるべきことのひとつに「夕食を軽めにする」の項目を入れましたが、それに加えて**「寝る3時間前には食べ終えておく」**のも体の状態を整え、自然で若々しい見た目を獲得するために大事な習慣です。

男性は30代、女性は40代からトータルパワーに差がつく

トータルパワーのケアを特に意識して欲しいのは、**「中年」にさしかかったとき**です。

そもそも男性は30代から、女性は40代から副交感神経の数値が著しくダウンすることが私たちの研究でもわかっています。交感神経は加齢とともにそれほど低下しませんが、副交感神経は大きく数値が下がります。

アクセルの強さは若い頃とあまり変わらないのに、ブレーキ機能だけが低下してしまうようなもの。体が緊張、硬直することはあっても、うまくリラックスできないと言い換えてもいいでしょう。

副交感神経の低下によって、病気になりやすくなったり、肩こりがひどくなる、偏頭痛が悪化する、感情の抑制が利かなくなり怒りやすくなるなど、本当にさまざまな弊害が起こってきます。

とかく人は「歳だから仕方がない」「40歳を超えたら、体にガタがくるのもしょうがない」と歳のせいにしてあきらめてしまいますが、それはあまりにも早計です。

年齢とともに副交感神経がダウンし、トータルパワーが落ちてくるのは事実ですが、だからこそなおさら「トータルパワーを高める対処法」を実践することが人生の大きな糧となります。

健康維持はもちろん、人間関係や自身のパフォーマンス向上、心の安定、見た目の若々しさなどさまざまな側面に影響を及ぼす自律神経。

せっかく本書を読んだのですから、ぜひとも自律神経のバランスを整え、トータルパワーを高める生活習慣をひとつでも、二つでも実践してみてください。

第五章

しない決断、捨てる勇気

あなたは何を選択し、何を捨てているのか？

私は本書を書くにあたり「究極のストレス対処法とは何だろう」と真剣に考えました。

私がたどり着いた結論は「捨てる勇気を持つ」でした。

捨てる勇気を持てば、ストレス要因の受け止め方は変わります。「自分は何を選択し、何を捨てているのか」。これをきちんと意識できれば、自律神経の乱れ方も大きく変わってくるからです。

たとえば「ひどい上司がいて職場に行くのが辛い」ケースはどうでしょう。多くの人が抱えている、とてもスタンダードなストレスです。

しかし、ごく単純に考えてみると「そんなに嫌なら、会社を辞めてしまう」選択肢だってあるはずです。

もし私が「そんなに嫌なら、会社を辞めればいい」と言ったら、あなたはどう感じるでしょうか。

あなたに限らず、きっと多くの人が「そんな簡単に会社を辞めてたら、働き口なんてなくなる！」「家族がいるんだから、嫌な上司がいるくらいで辞められるわけないでしょ！」と反論するはずです。

たしかにその通り。

しかし、じつはここに大きなヒントが隠れています。

言うまでもなく、ひどい上司の下で働くことは辛いでしょう。間違いなく大きなストレスです。

ただし、それを**選んでいるのは自分自身**。あなたは自ら「ほかに働き口がないから、転職しない」「家族を養わなければいけないから、我慢する」と選択しているのです。

そこにきちんと向き合うことができれば、物事の受け止め方、感じ方（あるいは納得感）は大きく変わってくるはずです。

あなたは何を選択し、何を捨てている（しない）のか。

私の知人のなかには「組織で働きたくない」と言って会社を飛び出し、フリーで仕事をしている人もいれば、起業した人もいます。あるいは「もっと働きやすい環境で仕事をしたい」と言って大企業を辞め、小さな事務所で働き始めた人もいます。

その人たちは自由や快適な職場環境、人間関係を選択する傍らで、安定や高い給料を捨てたわけです。

その一方で「今の職場でがんばるしかない」「家族のために我慢しよう」と勇気ある決断をして、今いる場所で必死にがんばっている人もいます。

「どちらが間違っていて、どちらが正しい」と言うつもりはありません。まして「どちらが優秀で、どちらが劣っている」ともまったく思いません。

人にはそれぞれ向き不向きがあり、価値観も、優先順位も違います。私はただ純粋に、あなたの選択を尊重し、支持したいと思っています。

だから、**当事者であるあなた自身も「自分が何を選択し、何をしないのか」をきちんと理解し、「きっぱり捨てる」勇気を持って欲しいのです。**

時代や社会情勢を考え「転職するのはリスクが大きい」と考える人は「働き口が保証されている」とか「とりあえず給料が支払われ続ける」という安定を優先し、選択しています。もちろん、なかには「家族を路頭に迷わすわけにはいかない」と強い責任感を持って、今現在の会社で奮闘している人もいるでしょう。それは素晴らしい選択であり、勇気ある決断です。

ならば、「素晴らしい上司の下で働く」「最高の職場環境で働く」「もっと自由度の高い働き方をする」の部分は「勇気を持って捨てるべき部分」なのかもしれません。

たしかに世の中には「安定」と「良好な人間関係・職場環境」の双方を高いレベルで手にしているラッキーな人もいます。

しかし、そんな人をうらやんでも仕方ありません。

あなたにはあなたなりの環境があり、優先順位があり、決断がありま す。ぜひとも、その「勇気ある決断」を自分で認め、賞賛してください。

自分を認め、賞賛できた瞬間から、物事に対する納得感が変わり、自律神経も乱れにくくなります。「これが自分の決断なんだ」と覚悟が決まれば、多少のストレス要因に出合ったとしても、自律神経のトータルパワーが極端に落ちることはなくなります。

そうすれば、ストレスはあなたを成長させてくれる糧へと変わります。

さて、あなたは何を選択し、何を捨てるのでしょうか。

ストレスを選んでいるのは「あなた自身」

冷静に、俯瞰して物事を見ていくと、あなたを苦しめている**ストレス要因の多くは、じつは「あなた自身の選択」によってもたらされています。**

そのストレス要因が本当に我慢ならないなら、あなたにはもっと別の、大胆な方法だってあるはずです。「会社を辞める」「嫌な飲み会には行かない」「自分の言いたいことはすべてはっきり言う」などです。

しかし、その選択肢をとらないのは、あなたにはもっと大事にすべき要素がほかにあるからです。それは安定であり、他者との軋轢を避けることであり、家族の幸せであり、高い給料かもしれません。

本書でも紹介した通り、私にだって「気の進まない飲み会」「面倒な食事会」はあります。

たしかに以前は「面倒だな」「嫌だな」と思い、ストレスを溜めていました。しかし、あるときから冷静に「自分は何を選択し、何を捨てているのか」を考えるようになり、物事の受け止め方は変わりました。

私は、気の進まない飲み会に行くことで、人間関係を良好にしたり、その後のつきあいをスムーズにすることを（自ら）選んでいるのです。逆に、そうした納得感のない飲み会は行かなくなりました。

本書を読んでいる多くの人も同じではないでしょうか。

「上司に誘われて、面倒だけど飲み会に行く」「会社行事で仕方なく、忘年会、新年会に参加する」「取引先との関係でやむを得ず食事会をする」など、仕事には「できればやりたくない用事」がたくさんあります。

でも、それを選んでいるのはあなた自身です。

上司の誘いを受け入れることで、その後の人間関係を円滑にしようとしたり、会社行事に参加することで、周囲から「あの人は自分勝手だよね」と悪評をたてられないことを選ぶ。取引先の機嫌を損ねないために、気の進まない食事会にも出る。

そうやって、あなたは自分が「大事にしたいもの」「優先すべきもの」を守り、その他の要素を捨てているのです。

それは立派な勇気だと私は思います。

まずは、あなた自身が「自分は何を選択し、何を捨てているのか」を冷静に見直してみてください。そうやって自分の判断や行動を見直すだけでも、ストレスとのつきあい方は変わってきます。

極力ダメージを受けない工夫をする

「自分は何を選択し、何を捨てているのか」を理解したら、次にやるべきは、本書で述べてきたような**「できるだけダメージを受けない工夫」を自分自身ですること**です。

「飲み会では極力黙っている」でもいいでしょうし、「今日は、今後の人間関係のために嫌な飲み会に行った」「自由を捨てる勇気を持った」と日記に書いて、自分を賞賛するのもいいでしょう。

あるいは、飲み会の帰り道に「今日の飲み会のどんなところが嫌だったか、どんなところはうまく対応できたか」を一人でブツブツ話すのも一案です。

そうやって「勇気ある決断をした自分」を褒め、ダメージを受けない工夫をし、「負の連鎖」を断ち切るための対応策をとっていれば、それほど深刻な問題にはなりません。

一人になった帰り道、たったひと言「今日は無意味な飲み会だったなぁ……」と振り返るだけでもいいのです。

でも、そもそもあなたは「意味のある飲み会」を求めて行ったのではなく、「今後の人間関係のため」と割り切って顔を出しただけです。そこをクリアに認識できていれば、過度に自律神経を乱し、トータルパワーを落とすことはありません。

だから間違っても、飲み会でお酒を飲み過ぎたり、上司や同僚とケンカをしたり、無駄に熱い議論などはしないでください。「意見をぶつけ合う」目的で飲みに行ったのならいいですが、「人間関係構築のために、仕方なく参加する飲み会」でわざわざ自律神経を乱し、トータルパワーを落とす必要はありません。

「デメリットを書き出す」ことで捨てるものが明確になる！

飲み会や食事会に限らず、仕事一つひとつにおいても「何を選択し、何を捨てるか」の尺度で考えると、物事は徐々に整理されていきます。

たとえば「苦手な取引先を訪問する」仕事があったとしましょう。当然あなたは「嫌だな」とストレスを感じます。

でも、そんなときこそ「自分は何を選択し、何を捨てているのか」を冷静かつ大胆に考えてみてください。

もし、あなたが大事な取引先への訪問をしなかったらどうなるか。

・取引先に迷惑をかける（もしかしたら怒られる）。
・上司に怒られる。
・同僚に迷惑をかけ、自分が恥ずかしい思い、情けない思いをするかもしれない。
・「仕事ができないヤツ」とレッテルを貼られるかもしれない。
・今後、責任のある仕事を任せてもらえないかもしれない。
・給料が減る（あるいはクビになる）かもしれない。

これだけのリスクを受け入れる覚悟、勇気があるなら、苦手な取引先へなど行く必要はありません。まさに「捨てる勇気」です。

しかし、たいていの人はそこまでのリスクを受け入れられないでしょう。

そこで今度は、訪問先に行くことにどんなデメリット（ストレス要因）があるのかを考えてみます。

- 苦手な相手と会って、嫌な思いをする。
- 仕事の交渉がうまくいかず、落ち込むかもしれない。
- 時間がかかり、他の仕事が遅れるかもしれない。
- 新たな要求を出されて、さらに苦しい状況に陥るかもしれない。

たとえばこんなところでしょうか。

ここではあえてネガティブな要因ばかりを並べましたが、そもそも仕事とは（結局は人生も）どちらかを選び、どちらかは勇気を持って捨てなければならないものです。

前半のリスクを受け入れられないなら、後半のリスクについては、勇気を持って受け入れるしかありません。

まさに、何を選択し、何を捨てるかの勇気です。

なんだかとても厳しい話のように感じられるかもしれませんが、「何を選択し、何を捨てるのか」の意識で物事を整理していくと、いろんなことがクリアになり、覚悟が決まってきます。

「苦手な取引先を訪問する」のはたしかに辛い。大きなストレスを感じるでしょう。

でも、それは「会社から無理矢理押しつけられたタスク」ではなく、自分が下した「勇気ある決断」の結果です。

本気でその気持ちになれれば、あなたに降りかかっているストレス要因のほとんどが、これまでとは違って見えるはずです。

多くの人が「どうでもいい相手」からダメージを受けている

組織にいれば、他人から悪口を言われることもあるでしょう。悪口を言われて平然としていられる人などそうはいません。

でも、こんなときにも「自分は何を選択し、何を捨てるのか」を冷静に、合理的に考えて欲しいのです。

Aさんがあなたの悪口を言う。

当然あなたは不快に思い、ストレスを感じるでしょうが、この状況に際して、あなたは何を求めているのか。そこを冷静に考えてみます。

・Aさんに好かれること。

・逆にAさんの悪口を言って、Aさんの評判を貶《おとし》めること。

・Aさんに「私はそんな人間じゃない」と伝え、考えを改めてもらうこと。

もしこのなかに「あなたが求めること」（あなたが選択したいこと）があるなら、相応の対応策はあるでしょう。

しかしたいていの場合、あなたはそんなことを求めてはいないでしょう。悪口を言われたことに対し、ただ腹を立て、傷ついているだけです。

医学的に言えば、自律神経を乱し、トータルパワーを落としているだけなのです。

落ち着いて考えてみれば、あなたはAさんに対して「好かれたい」とも「考えを改めて欲しい」とも思っていないと気づきます。

言わば、Aさんはあなたにとってどうでもいい人。あるいは大嫌

いな人です。

そんなどうでもいい、大嫌いな人のせいで、あなたの自律神経を乱され、トータルパワーを低下させられるなんて本当に無駄だとは思いませんか。

そんなつまらない相手のせいで、脳の働きが低下したり、体調を崩したり、仕事の生産性を落としたり、睡眠の質を下げてしまうなんて、こんなバカらしい話はありません。

所詮どうでもいい相手ですから「Aさんが何を言うか」など、あなたの意識から切り捨ててしまえばいいのです。

Aさんに「好かれること」「褒めてもらうこと」「考えを改めてもらうこと」なんて捨ててしまえばいいのです。

これも一つの「捨てる勇気」です。

人から悪口を言われ、自律神経が乱れたときには、ぜひとも「なんで、私はあんな人によって自律神経を乱されているんだろう」「なんであんな大嫌いな人に、ちょっとでも褒めてもらいたい、好かれたいと思っているのだろう」と自分自身を振り返ってみてください。

その視点になれた瞬間、あなたは自分のバカらしさに気づき、自律神経は整い始めます。

売られたケンカは放っておく

よく私は「売られたケンカは放っておく」と言います。

悪口を言われたときも同じですが、ケンカを売られた際、もしそれを買う（反応する、相手にする）なら、ぜひとも「何を選択し、何を捨てているのか」をあらためて考えてください。

医師の立場から言って、売られたケンカを買えば100％自律神経は乱れます。交感神経が跳ね上がり、副交感神経は下がりますから、血流が悪くなり、腸の環境が著しく低下するのは避けられません。おまけに、脳に十分な酸素やブドウ糖が運ばれないので、感情の抑制が利かなくなり、仕事の生産性も下がりますから、あなた自身の評価を下げることは確実です。加えて、睡眠の質も下がるため、疲れやすく、イライラして、その他の人との関係も悪化するでしょう。

それだけのデメリットを受け入れてまで、得られるメリットとは何でしょうか。

正直言って私には思いつきません。

悪口を言われたり、ケンカを売られることによってプライドが傷つけられれば、感情的に「仕返ししたい！」と思うこともあるでしょう。

その気持ち自体は私にも十分わかります。

でも、そのときこそ「反応する、相手にする」選択をすることで、「何を捨てているのか」をしっかりと考えてください。

すでに述べたマイナスの要素をすべて受け入れてまで、相手にする価値がある対象でしょうか。それほど意味のあるケンカでしょうか。

そんなどうでもいい人に、あなたの人生を台無しにされないためにも「売られたケンカは放っておく」「言いたいヤツには言わせておく」が正解なのです。

「人に好かれたい」を手放す

私は仕事柄、多くの一流アスリートとも交流がありますし、芸能人や政治家などいわゆる有名人ともつきあいがあります。

そんな人たちを見ていてつくづく思うのは「他人の悪口なんて気にしてられない」という強いスタンスを持っていることです。

特に、有名な方は多くの人に好かれている反面、一般の人には考えられないほど膨大な悪口、陰口にさらされています。彼らにとってそれは当たり前のことで、いちいち気にしてなどいられません。

まさに「言いたいヤツには言わせておけ」です。

多くの人の前に自らをさらし、多くの人に好かれている人ほど「みんなから好かれるわけがない」という当たり前の真理を理解しています。

自分を好いてくれる人もいれば、大嫌いな人もいる。

それは（程度の差こそあれ）有名人でも、一般の人でも同じではないでしょうか。

もしあなたが「あなたのことが大嫌い」という人の言葉にストレスを感じているとしたら、それはあなたのなかに「そんな人にも好かれたい（つまり、みんなに好かれたい）」との願望があるからです。

しかし、それこそ無理な相談。そんなことを求めていたら、ストレスは果てしなく溜まっていく一方です。

「人に好かれる」のはたしかに素晴らしいことですし、気持ちのいいものですが、**「人に好かれたい願望」はじつは一番のストレス要因**でもあります。

世の中には、本当にいじわるというか陰湿な人がいて、遠回しに「私はあなたが嫌いです」と思いを伝えてきたり、「あなたが、いかにみんなに嫌われているか」をわざわざ教えてくれる人がいます。

とてつもなく迷惑な存在ですが、ぜひ本書を読んでいるあなただけは「そんなどうでもいい人に、自分の人生を台無しにされてはならない」と気づき、ただただ放っておいてください。

「人に好かれたい」との思いだけでも十分にストレスなのに、「自分にとってどうでもいい人」にまで気を遣い、好かれようとするのは余計な重荷以外の何ものでもありません。

以前『嫌われる勇気』という本がベストセラーになりましたが、結局これも多くの人が心の奥底で「人に好かれたい願望が一番のストレスになる」と気づいているからではないでしょうか。

「自分を大きく見せよう」としない

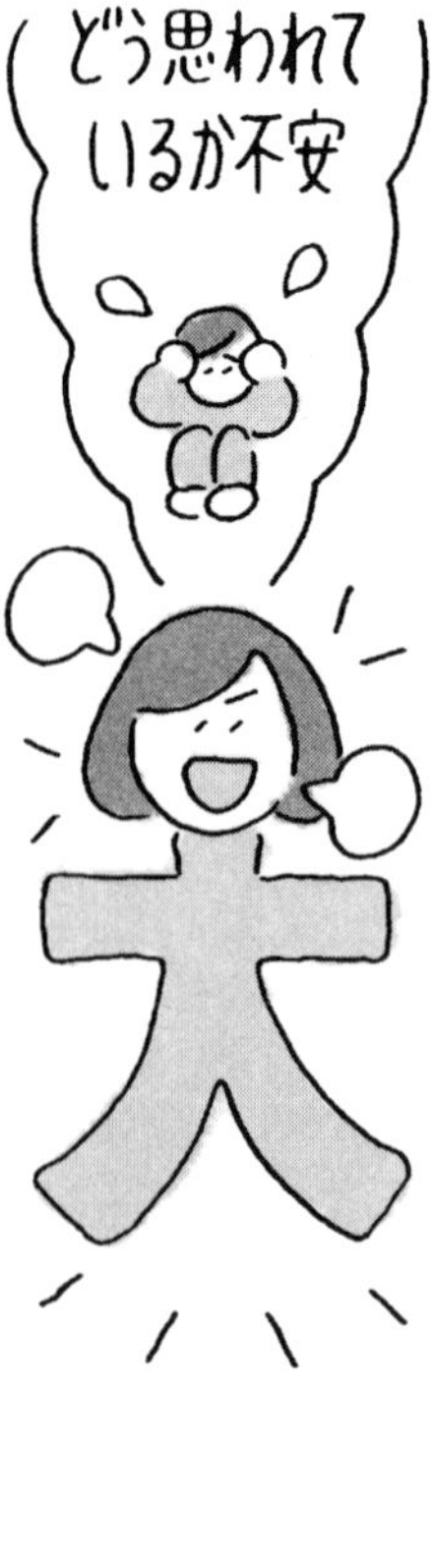

「人に好かれたい願望」とよく似た思いに、「自分をよく見せたい」「自分をより大きく見せたい」があります。

たとえば、フェイスブックやツイッターで友人が活躍している様子がアップされると、つい「自分も活躍している記事をアップしよう」と思ってしまう。そんな人も案外多いのではないでしょうか。

そのほか、初対面の人に対して「自分はこんな大きな仕事をしています」「こんな立派な人と知り合いです」とアピールする人がいますが、自律神経を乱したくないなら、そんなことはやめたほうがいいでしょう。

「自分を実際以上に大きく見せる」のは、新たなストレス要因をひとつ背負い込んでいるのと同じだからです。

「自分はこんな大きな仕事をしています」「こんなスゴイ人と知り合いです」と自慢したい人は、「相手は自分のことをどう思っているかな?」「価値ある人物だと思ってくれているかな？」と常に気にしているものです。

その時点で、ひとつ余計な不安材料を抱えているので、自律神経は乱れます。見栄を張る人はメッキがはがれることを極度に恐れますから、「自分はこんなにスゴイんです」「こんなに活躍しているんです」とさらなるメッキを塗り重ねることに躍起にならざるを得ません。

正直、これでは気が休まるわけがありません。交感神経が跳ね上がるのも当然です。私が飲み会や食事会で「沈黙する」と決めているのは、この「変に自分を大きく見せようとしない」目的も含まれています。

もっと言えば、私は「可能な限り、自分を過小評価して話そう」と心に決めています。

わかりやすいところで言えば、私はゴルフが趣味なので、さまざまな会合でゴルフの話になることがあります。

すると、「小林先生はどのくらいで回るんですか？」と聞かれるのですが、そのときは「100をやっと切るくらいですよ」と答えるように決めています。実際にもうちょっとマシなスコアで回れるとしても、そんなことを言うメリットがないからです。

そのほか、仕事に関しても、プライベートに関しても、徹底して**「自分のことは過小評価して話す」**と決めています。

これは案外オススメです。

何もこれは謙遜しているのではなく、そのほうが余計なストレスを抱え込むことが減り、自律神経を整えるのに適した方法だから実践しているのです。

とかく人間は自分のことを大きく見せたいものですが、実際以上に大きく見せるのは、心身ともに負担になるだけ。

同様に自分の弱いところ、ミスした経験などはできるだけ隠したいものですが、これも「隠そう、隠そう」と思うとかえってストレスになり、自律神経を乱します。

だから、自分の弱み、ミスについてはできる限りオープンにした

ほうが、自律神経が整い、トータルパワーは高く維持できます。

年賀状で「1年分のミス」を公開する!

私の知り合いにある医大の外科教授がいるのですが、この人の年賀状がじつにおもしろくて、私は毎年楽しみにしています。

何がおもしろいのかというと、その先生自身が過去1年でやってしまった失敗、犯してしまったトラブルなどを羅列し、おもしろおかしくネタにして書いているのです。

「学会で発言しなければいいのに、つい言い過ぎて、こんなことになってしまいました」「こんなミスを犯して、ここまで大問題になってしまいました」などが(もちろん話せる範囲ではあるものの)、じつにおもしろく、開けっぴろげに書いてあります。

私は同業者ということもあって、内容そのものも非常におもしろいのですが、何より**「自分の失敗をオープンにしてネタにする」**その先生の人間的な魅力に強く惹かれています。

これはどんな世界、どんな立場の人にも言えるのではないでしょうか。

「自分を大きく見せよう」と思うあまり、自分の成功談や活躍話をする人より、**「こんな失敗をした」「自分にはこんなダメなところがある」とオープンに話してくれる人のほうがはるかに魅力的**です。

医師の立場で言うならば、ミスや失態は隠すより、オープンにしたほうが気持ち的にはずっと楽で、自律神経を乱さずに済みます。

これもある意味では「他人に評価される」「立派な人物だと思われる」を捨てているのです。

それこそが「人間としての余裕」「器の大きさ」なので簡単に身につけられるものではありませんが、せめて今日から「自分のことは過小評価して話す」「ミスはできるだけ笑い話にする」を実践してみてはいかがでしょうか。

だから、ストレスの9割は健康にいい

もちろん、どんなことも最初はうまくいきません。

ストレスとの向き合い方だって、自律神経の整え方だって、結局は日々の訓練が必要です。「飲み会で沈黙すること」も「自分を過小評価すること」も「ミスをオープンにすること」もみんな同じです。

でも、自分なりのルールを決めて、意識して繰り返していれば、いつかは必ず自然にできるようになります。自転車にまったく乗れなかった人が何の問題もなく乗れるようになるように、「自律神経の整え方」「トータルパワーの高め方」も自然に身につけてしまうはずです。

そうなったとき、あなたはいかなるストレス要因も恐れることはありません。どんな事態が襲ってきても、自分の経験として受け入れ、自らの成長に役立てることができるからです。

まさに「正のストレス」に転化できるわけです。

本書で繰り返し述べてきたように、ストレスは必ずしも悪いものではありません。むしろ、ストレスの9割は体にいいものです。


世の中にあふれるストレス要因を「正のストレス」とするか「負のストレス」とするかは完全にあなた次第です。


ぜひとも「正のストレス」とできるような考え方であったり、意識であったり、具体的な対処法を身につけて欲しいと思います。

大事なのは自律神経のトータルパワーを高めること。

気持ちが落ち込んでいるときに、メンタルにアプローチするのではなく、体（フィジカル）にアプローチすることです。

そうやって体の状態を整えることができれば、ストレス要因との向き合い方が変わりますし、あなた自身の「ストレス」に対するイメージが180度変わるはずです。

最後にあなたに、あらためて冒頭の質問を投げかけてみたいと思います。

「ストレス」という言葉に、あなたはどんなイメージを抱いていますか？

その答えが本書を「読む前」と「読んだあと」とで変わっているとしたら、著者としてこんなにうれしいことはありません。

巻末特典

「仕事」と「人間関係」に効く、いますぐできる毎日の行動術

いますぐできる

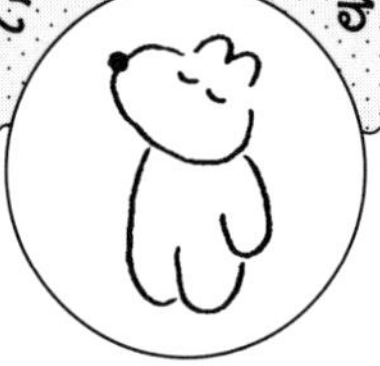

初対面の人と会う日はゆっくり歯磨きをする

初対面の人と会う日に緊張してしまう人は多いでしょう。その時点で自律神経が乱れているので、お腹の調子が悪くなったり、少し息苦しく感じたりもすることもあります。

そのほか**「大事な打ち合わせがある」「試験を受ける」**など**緊張する用事が控えている日はとにかく朝からゆっくり行動することが大切。**ちょっと過剰なくらいゆっくりを意識するくらいでちょうどいいです。

とはいえ気持ちが焦っているので、ついその意識を忘れ、セカセカ、バタバタしてしまうものです。

そこで**まずはゆっくり歯磨きをしてみてください。**

その一点だけを覚えておいてもらえればOK。

ゆっくり歯磨きをしていれば、自然と**「そうだ。今日はゆっくりを意識しなきゃいけないんだ」**と必ず思い出します。その後、ゆっくり着替えて、駅までの道のりをゆっくり歩ければ完璧。

「ゆっくり歯磨き」が自律神経を整えるスイッチとなるわけです。

いますぐできる

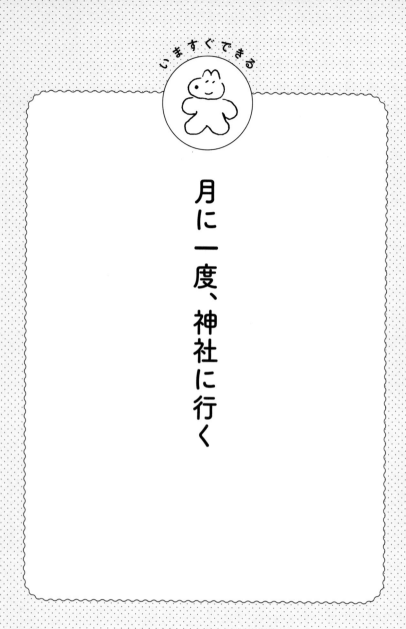

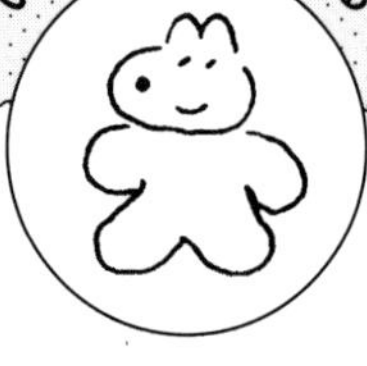

月に一度、神社に行く

流れを変える習慣としてオススメなのが「月に一度、神社に行く」。

そもそも神社は気の流れがいいところに建てられています。そこに訪れ、大きく深呼吸をするだけで確実に自律神経は整います。

神社に向かう階段を上るのは体のコンディションを整えるのに役立ちますし、境内の自然を見て季節を感じるのもいいでしょう。

神社に着いたら、この一か月**「どんなことがあったのか」「何がよかったのか」「何が問題だったのか」**などを振り返ってみてください。

その上で**「次の一か月はどんなことを意識して、何をやっていきたいのか」**を考えます。気の流れがいい場所で、適度に体を動かし、気持ちよく呼吸しながら考えれば、どんなことも落ち着いて受け入れられますし、前向きになれます。

月に一度神社に行く習慣を持っているだけで生活に区切りができます。

だらだらと日々を過ごすのではなく、生活に区切りを持つのは自律神経を整える上でも効果的です。

いますぐできる

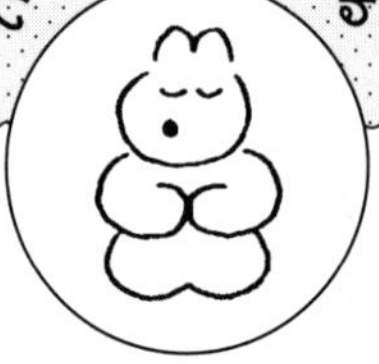

「面倒なことが起こった！」
そんなときはゆっくり、
ていねいに手を洗う

たとえば、子どもがコップを倒し、飲み物をこぼしてしまった瞬間、あなたはどうするでしょうか。

「もう、何やってるのよ!」「気をつけなさいって言ったでしょ」とイライラしながら、慌ててこぼれた飲み物を拭く。そんな人も多いはずです。

当然と言えば当然の反応ですが、じつはこれこそ自律神経を乱す典型的なパターン。

子どもの飲みものに限らず、忙しくバタバタしているときに限って必要な資料が見つからなかったり、資料をさがしている途中で、積み上げていた本が滑り落ち、床に散らばったりすることもあるでしょう。

まさにイライラマックスの瞬間。

介護をしている人であれば、ただでさえたいへんなのに余計なことを言われたり、余分な仕事を増やされたりすれば、溜まったストレスが爆発しそうになるでしょう。

気持ちはすごくわかります。

そんなとき、たいていの人はすべてが雑になっていきます。

子どもがこぼしたものを拭くにしても、散らばった本をかたづけるにしても、介護をするにしても、イライラが募り、作業ひとつひとつが面倒で「とにかく、さっさとやってしまおう」と行動が雑になります。

しかし、この**雑にやること自体、さらに自律神経を乱してしまいます。**イライラしてるだけでも自律神経が乱れているのに、その上で「雑にやる」とダブルパンチのダメージを受けるのです。

実践してみるとよくわかりますが、面倒な作業を「さっさとやってしまおう」と雑になればなるほど、その作業はどんどん嫌になっていきます。嫌だから、さらに雑になり、ますます気持ちはささくれだちます。

一方どんなに面倒な仕事でも、ゆっくり、ていねいにやろうとすれば、少しずつ気持ちが落ち着いて（作業自体は面倒でも）それほど嫌な気持ちにならず、淡々と進めることができます。

面倒なことが起こったときほど「ゆっくり、ていねい」がコツな

のです。

そんな「ゆっくり、ていねい」の象徴として、まずはゆっくり手を洗ってみてください。

面倒な事務作業が山積みで、焦りとイライラが募っているときには一度トイレにでも行って、ゆっくり、ていねいに手を洗う。

いつもの3倍くらい時間をかけてゆっくり石鹸を泡立て、指の間や指先までていねいに洗い、すすぎます。そしてゆっくりとハンカチを出して、これまたていねいに拭く。

その流れを大切にしたまま、ゆっくり作業を始めてください。

これだけで自律神経は確実に整います。心と体が落ち着いた状態を取り戻しています。

すると、嫌な作業でも淡々と進めることができますし、さらなるミスを誘発する可能性も下がり、結果として効率も上がります。

雑になっていいことはひとつもありません。

いますぐできる

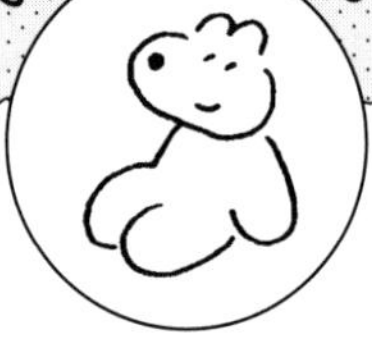

「雑にならないペン」をつくる

巻末特典

私には資料を確認したり、原稿をチェックする仕事がけっこうあります。正直言って「面倒だな」「嫌だな」と思うこともあります。

そんなとき私は「雑にならないペン」を使います。

といって、特別なペンではありません。市販されている普通のペンですが、私はその書き味が気に入っていて長年愛用しています。

そのペンを自分で「雑にならないペン」と決めているのです。

すると、そのペンを手にとった瞬間から、自動的に「ていねいに作業をしよう」とスイッチが入ります。

ペンでなくても、その他の文房具や時計でも、化粧品でもなんでも構いません。

自分にとってお気に入りのアイテムを「雑にならない○○」と決めておくのはおすすめです。

お気に入りの腕時計が「雑にならない時計」と決まっていれば、その時計を見たり、触ったりするたびに「そうだ、ゆっくり、ていねいにやろう」と思い出します。非常に効果的なリセットのスイッチになります。

いますぐできる

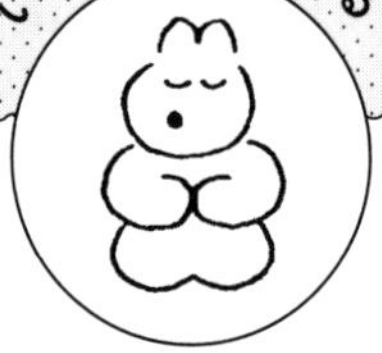

「見ざる・言わざる・聞かざる」
人間関係の極意は
『日光の三猿』

人間関係における師匠は『日光の三猿』だと私は思っています。有名な「見ざる・言わざる・聞かざる」です。

「見ざる」とは余計なことに首を突っ込まない意識。人の噂話や悪口に首を突っ込んでいいことなどありません。悪口を話している人がいたら、それとなく距離を置く。「見ざる」「聞かざる」に越したことはありません。

一緒になって悪口を言っているときは気持ちがいいかもしれませんが、たいていは言い過ぎて「なんか余計なことを言ってしまった」と後になって気になります。ここは「言わざる」が一番です。

結局は自律神経を乱すだけです。

とはいえ、その場にいない誰かの話題に乗らなければならない場面もあるでしょう。「Aさんについて、どう思う?」「Bさんの〇〇なところってイヤじゃない?」と話を振られることがあるわけです。

そんなとき私は次の2種類の返答しかしないと決めています。

「素晴らしいと思います」
「よく知らないので、わかりません」

その場はもちろん、後になっても余計なストレスを抱えず、自律神経を乱さない返答。これほど最適な方法はありません。

話題のなかでちょっとでも「相手のいい面」が含まれているなら「素晴らしいですよね」と言っておく。どう考えても「素晴らしい」が使えない流れのときは「よくわからないですね」「そこまで詳しく知らないんで」と言う。これに尽きます。

実際に素晴らしいかどうか、よく知っているか知らないかなど関係ありません。肝心なのは、初めから「素晴らしい」と「よくわからない」に決めておくことです。

また「うまくいっている人の邪魔はしない」はとても大事です。

人間にはジェラシーがありますから、自分と同じレベル、あるいは自分より下だと思っている人が何かしら成功していると、つい悪口を言って足を引っ張りたくなります。なかには、物理的に邪魔をする人もいるでしょう。きっとあなたの周りにも、何かと言うとマウンティングしてくる人が一人や二人いるでしょう。悪口を言っていると気持ちよくなってどんどんエスカレートしますし、数人で話していたら、それこそ際限がありません。

しかし、そんなことをしても何の意味もありません。何も生み出さないどころか、自分の自律神経を乱し、人生や生活の質を落とすだけです。

他人のことを羨むくらいなら「見ざる」「聞かざる」。
何かを見たり、聞いたりしてしまっても余計なことは「言わざる」。

これを守るだけで人間関係に煩わされる機会は激減します。

日光の「見ざる・言わざる・聞かざる」は、他人に振り回されることなく、自分の人生をコンディションよく生きる極意を教えてくれます。

いますぐできる

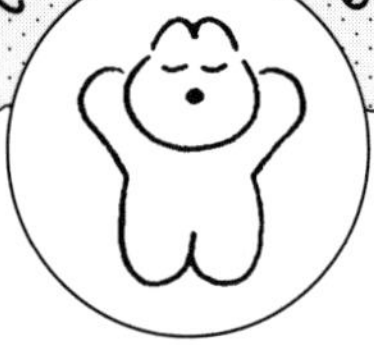

人生を変えたいときは、部屋に花瓶をひとつ置く

人生でも、生活でも「何かを変えたいとき」にオススメなのは花瓶をひとつ部屋に置くこと。

花瓶でなくても、絵を飾るでも、お気に入りの写真を貼るでも構いません。大事なのは、目に見える場所に「違いを感じるアクセント」をつくること。はっきりと違いを感じられるなら、本棚の位置を変えたり、机の向きを変えることでも効果があります。

「何かを変えようとしている」自分の意識が常に目に見える形でそこにあること。自分の意思表示を、常に再確認すると言い替えてもいいでしょう。

普段そんな習慣はまったくないのに、部屋に一輪挿しが飾ってあれば「ああ、自分は変えようとしているんだ」とあらためて感じることができます。

その瞬間から気持ちにスイッチが入ります。

人生や生活の「何かを変えたい」と思うとき、もっとも重要なのは「その意識を忘れず、常に意識すること」。たったひとつ花瓶が置いてあるだけでも意識化することができます。

いますぐできる

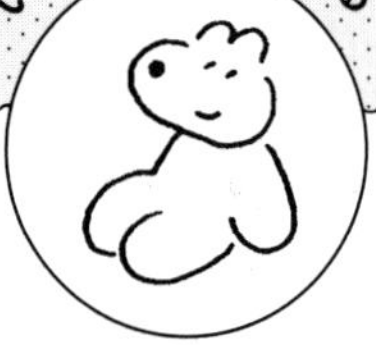

「思い出の写真」は捨てる

人は誰でも「後ろを向いて生きる」より「前を向いて生きる」ほうが充実した人生を送ることができます。なかでもよくないのは「あの頃はよかったなぁ」と昔を懐かしんでばかりいること。

定年退職を迎えた人が一気に老け込み、体調も崩しやすくなる要因の一つに「前向きに生きていない」があります。

過去の自分を振り返り「輝いていた自分に比べて、今の自分は……」と考えていたら気分が落ち込み、体調が悪くなるのも当然。昔を懐かしむときの精神状態は鬱状態に近いものがあります。

そんな人にぜひおすすめなのは昔の写真を捨ててしまうこと。

これを言うと「昔の写真を捨てるなんてできない」と言う人がいますが、やってみたら、意外にどうってことはありません。

昔の写真がなくても生きていけますし、思い切って整理してみると、気持ちがすっきりして身も心も軽くなります。**「写真を捨てる」という物理的な行動を起こすことで「前を向いて生きていく覚悟」が自然とできます。**

いますぐできる

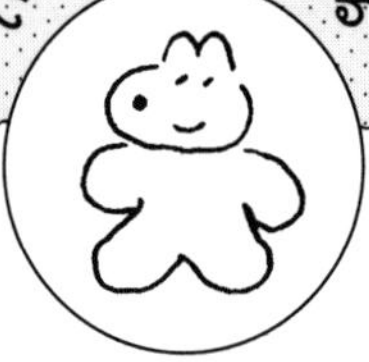

在宅ワークの人は「一時間カフェで仕事」を実践する！

コロナ禍によって一気に広がった在宅ワーク。

移動がなく時間的に楽ですし、人に会って余計なストレスを感じなくて済むなどいい面がたくさんあります。

一方、変化や刺激が極端に少なくなる側面も見逃せません。外に出れば、夏の暑さや冬の寒さを感じますし、電車に乗ればそれなりにストレスを感じるでしょう。職場で余計な人間関係に煩わされることもあります。

そうした**ストレス要因がなくなることが、自律神経にとって好都合かと言えば必ずしもそうではありません。**腸内の善玉菌と悪玉菌のようなもので、悪玉菌があるから善玉菌が活性化され、免疫が高まったりします。

ずっと在宅で仕事をする人は一時間でいいのでカフェに行って仕事をしたり、図書館に行ってみるなど、**外に出る生活習慣**を取り入れてみてください。

快適なカフェで仕事ができれば、それもいいでしょうし、仮にカフェがうるさくて「今日は仕事がはかどらない」なんて日があってもいいのです。

そうした変化や刺激がない生活のほうがむしろ問題だからです。

いますぐできる

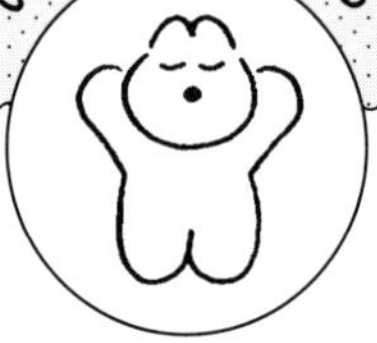

「SNSの目的」を書いておくと「SNS疲れ」は防げる

近年「SNS疲れ」が増えています。SNSの反応を気にしすぎたり、その内容にストレスを感じ、疲れてしまう状態です。

これはSNSが悪いのではなく「SNSとのつきあい方」が決まっていないことに問題があります。

私もインスタグラムやユーチューブをやっていますが、インスタは日々目に映るものを写真に撮る習慣のためにやっていますし、ユーチューブはなかなか病院に来られない人のために健康にまつわる情報を発信しています。多くの人にフォローされることや「いいね」をもらうことが目的ではありません。

もし「SNS疲れ」を感じているなら、一度「SNSの目的」をきちんと書き出してみることをおすすめします。

自分は何のためにやっているのか。それが「フォロワーを増やすため」「いいねをたくさんもらうため」であれば、そこを目指せばいいと思います。

しかし、それ以外の目的でやっているのに過剰に反応を気にしているとしたら、それは「SNSとのつきあい方」が根本的に間違っています。

いますぐできる

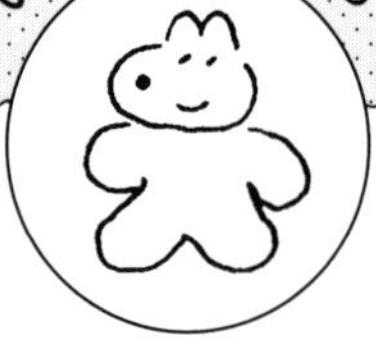

親しい人との
つきあいほど
「あなた＝私じゃない」を
意識する

家族や友人など親しい間柄でも人間関係の問題は起こります。要因の多くは「わかってくれると思ってたのに……」「あなたなら、こうしてくれると信じてたのに……」といった相手への期待。過剰な期待と言ってしまってもいいでしょう。

そもそも親しい相手なので、共有できる思いもあるでしょうし、期待通りの反応をしてくれることもあるでしょう。

だからこそ、つい甘えてしまうのです。

しかし、どんなに親しくても相手はあなた自身ではありません。

キーワードは「あなた＝私じゃない」です。

自分とは違う人間なのですから、違う価値観や違う感性を持っているのは当然。自分がして欲しいことをしてくれなかったり、思うようなことを言ってくれないこともあります。それが当たり前なのです。

親しい相手にこそ、その「違い」を意識するべきです。「あなた＝私じゃない」。瞬間的にそう思えば、腹が立つことはなくなります。

いますぐできる

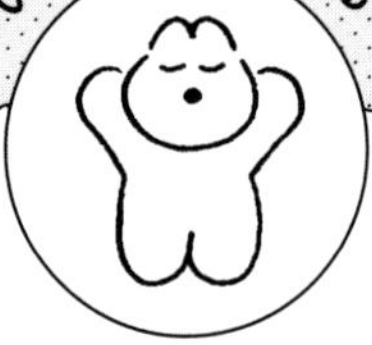

エンディングノートは書かない！

私は常々「終わりではなく、スタートに向かって生きる」ことの大切さを語っています。

たとえば「来月会社を辞める」と決まっていても「終わり」に向かって生きるのではなく、「今からできることは何か」と「スタート」について考えます。あるいは「会社を辞めた後、何を始めるか」を考えてもいいでしょう。

人生をコンディションよく生きるにはその繰り返しがとても大事。「終わり」ではなく、常に「スタート」を見つめてください。

近年「エンディングノート」を書くことが話題になっていますが、自律神経の専門家から見て、あまり賛成できません。

そんなふうに**「終わりに向かって生きる」よりも、次のスタートを意識し続けて、その過程に人生の終わりがあるほうが心身ともに充実した暮らしができます。**

身の回りを整理しておくことは決して悪いことではありませんが、それは「終わり」のためでなく「新しく始める何かのため」でありたいものです。

いますぐできる

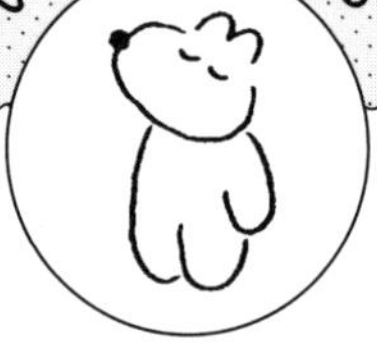

会合に参加するかどうかは「自分が楽しんでいる側に入っているか」で決める

飲み会や食事会に誘われたとき「参加しようか」「どうしようかな」と悩むことがあるはずです。

じつは私も数年前まで、誘われるままいろんな食事会に参加して「無駄な時間を過ごしてしまった」「出なければよかった」と後悔することがけっこうありました。

食べたくもないものを食べ、余計にお酒を飲んで、気分的にもモヤモヤするのですから、自律神経にいいことなどひとつもありません。

その状態で家に帰れば、睡眠の質も下がり、翌日まで「悪い流れ」は影響します。

そんな「悪い流れ」をつくらないためにも「参加するか、どうか」自分なりの軸が必要です。

近年、私は**「自分が楽しめるか」と「何か得るものがあるか」の二点によって「参加・不参加」を決めています。**

その両方がないのであれば、どんな会合であれ「ちょっと予定が合わないので」と断ります。

とにかく、軸を決めておくことが大事です。

最近は「リモート飲み会」にストレスを感じている人も多いでしょう。

リモート飲み会の場合「外に出かけるわけではないから、ちょっとくらい参加してみるか……」「リモートなのに、予定があって出られませんとも言いにくいし……」とあまり気が進まないのに参加している人も多いはず。

しかし、結局はストレスを抱え「悪い流れ」をつくってしまっているのは同じです。

加えて、リモート飲み会の場合、終電の時間やお店の都合が関係ないのでだらだら続いてしまうことも多いでしょう。

だからこそ、余計に軸が大事になります。

「参加するか、どうか」だけでなく「○時になったら必ず退出する」と最初から決めておいて、実際にその時間になったら「すみません、ちょっとやることがあるので」と言って必ず抜ける。最初から「○時頃まで参加させてもらいます」と言っておくのもいい方法です。

リモート飲み会であれ、リアルの食事会であれ「自分が楽しめる会合かどうか」を判断するとき**「自分が楽しんでいる側に入っているか」**を考えるのもけっこうおすすめです。

飲み会でも、食事会でも10人集まるとしたら、本当に楽しんでいるのは5人くらい。残りはつきあいで参加していて、本気で楽しんではいません。

その観点で、あらためて考えてみて欲しいのです。

これから行く会合で、あなたは「楽しんでいる側」に入っているでしょうか。入っているなら、参加して楽しい時間を過ごせばいいと思います。

しかし「楽しんでいる側」に入っていないなら、モヤモヤしたり、微妙なストレスを抱える可能性は高いでしょう。

そんな会合には参加しない。

これもひとつの「わかりやすい軸」になります。

いますぐできる

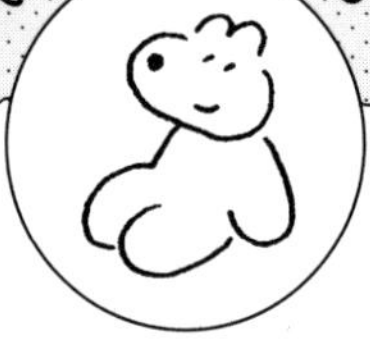

パンは「バルサミコ酢とオリーブオイル」で食べる！

近年私のブームとなっているのが、パンを食べるとき、バルサミコ酢とオリーブオイルをつけることです。

人に勧められてやってみたら、とてもおいしくて病みつきになったのですが、健康の観点から言ってもとてもおすすめです。

そもそもバルサミコ酢にはポリフェノールが豊富に含まれているので、抗酸化作用があります。血栓ができることを防いだり、動脈硬化の予防にも役立ちます。

また、オリーブオイルは腸の内膜をつくってくれて、腸の内部をなめらかにし、整腸に役立つこともわかっています。便秘になった人がオリーブオイルを飲むことで、症状が改善されることもよくあります。

最近はレストランへ行ったときも、パンが出てきたら**「バルサミコ酢とオリーブオイルはありますか」**と聞いて、持ってきてもらうこともあるほどです。バターやジャムでパンを食べている人も多いと思いますが、バルサミコ酢とオリーブオイル、とてもおすすめなので一度試してみてください。

いますぐできる

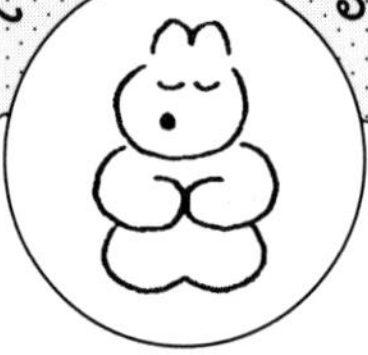

夜の一時間「孤独の時間」をつくる

一日の終わり、一時間ほど一人になって「その日を振り返る」のはとてもいい習慣です。

その日に起こったことを考えたり、明日やることをイメージしてもいいでしょう。

そんなふうに**「落ち着いて一人になる時間」**をつくることで自律神経は整います。ゆっくりと副交感神経が優位になり、睡眠の質もよくなります。

最近はスマホやSNSの普及によって「つながること」がとても簡単になりました。

しかし、私は**「上手に孤独になること」**も大切だと感じています。

「人とつながっていないと不安だ」と感じる人が増えていますが、別に親友がいなくても充実した人生を送ることはできますし、四六時中誰かとつながっているほうが、むしろ自律神経は乱れます。

私たちは、もっと「上手に孤独になること」を意識するべきなのかもしれません。夜の一時間、孤独の時間をつくる。おすすめの習慣です。

いますぐできる

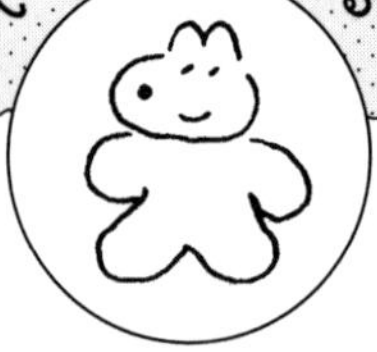

他人の評価で生きない！

仕事でも、人間関係でも、自律神経を乱しやすい人は「他人に振り回されている」ものです。「他人に尊敬されたい」「評価されたい」「こう思われたい」など他人の目を気にし過ぎているのです。その延長で「どうして、自分は評価されないんだろう」と落ち込んだり、「なんで、あの人ばっかり好かれるんだ」とジェラシーを感じたりします。

人間なのでそんな感情が芽生えることもときにはあります。

しかし、そんなときこそ「また他人の評価で生きてるな」と思い返して、一度深呼吸をしてみてください。そうやってリセットできた瞬間から、自律神経は整い始めます。

私は医師として人の生死を身近に見ていますが、他人の評価に振り回されている人の人生は虚しいものです。人からどれだけ尊敬されているとか、組織でどんなポジションにあるとか、そんなことは最終的には関係ありません。

あなたは、あなたの人生を自由に生きる。

本当に大事なことだと私は思います。

いますぐできる

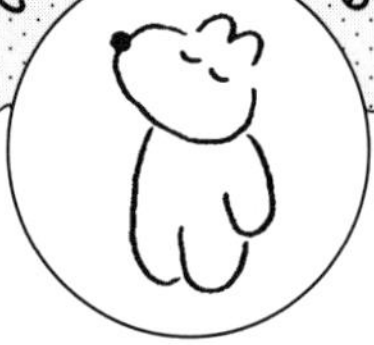

組織のなかで
「足を引っ張られてる」と
感じたときほど
鈍く生きる！

出る杭は打たれる。

昔からよく言われる言葉ですが、組織のなかで「鋭く生きる」と妬まれたり、足を引っ張られたりすることがあります。鋭い人、突出した才能を見せつける人はたしかに素晴らしいですが、人に恐怖を与える存在でもあります。

もし、あなた自身がそんな存在だとしたら、ぜひ生き方を考えてみて欲しいのです。本当に自分の才能をフルに発揮し、自分の価値観を貫きたいと考えるなら、組織を飛び出し、自分の力で自由に生きていくことをおすすめします。

一方で、引き続き組織のなかで生きていくなら、ときに「鈍く生きること」も必要です。

あなたはどちらの人生を選ぶでしょうか。

少なくとも、自分で選んでいる意識を持つことは大切です。

組織で生きることを選んでいながら、鋭く生きようとしていたら、過大なストレスが降りかかってくるのも当然です。

周囲はあなたに恐怖を感じるからこそ、足を引っ張るのです。

いますぐできる

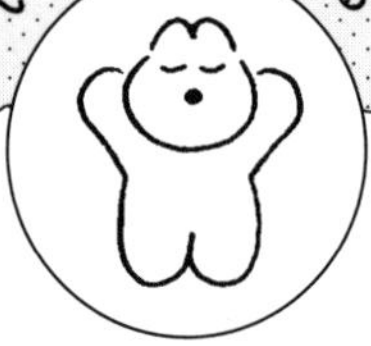

「次の3年」のテーマを決める

自律神経を乱さないために**「決まっていること」の大切さ**は本書で何度も語ってきました。決まっていることによって迷いが減り、軸ができます。

ストレスを感じたら、とにかくその場を離れて階段を上り下りする。これも「決まっている」から迷いなく行動できるわけです。

そういう意味で「次の3年のテーマ」を決めておくのも非常におすすめの方法です。「これからの3年は○○の勉強をする」と決めてもいいですし、「とにかく仕事のスキルアップを優先する」でも構いません。

私自身、ある時期に「これからは自律神経の研究と啓発をやる」とテーマを決めたことで、その分野に邁進することができました。

テーマが決まっていると、さまざまな依頼が来たときに「やるか、やらないか」の判断基準にもなりますし、時間の使い方も変わってきます。

そして、何より前向きな未来志向で生きることができますし、**自分の生き方に対する納得感が違ってきます。**

「次の3年」あなたは何をテーマに生きていきますか。

本書は２０１４年９月、角川ＳＳＣ新書より刊行された
『ストレスが消える「しない」健康法』を改題の上、新規
原稿を追加、大幅に加筆修正し、書籍化したものです。